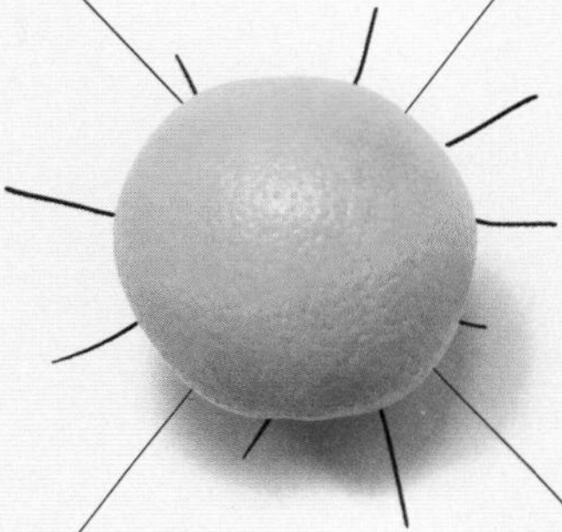

你是最好的自己

微博最励志图文搭档
杨杨 & 张皓宸 联合打造

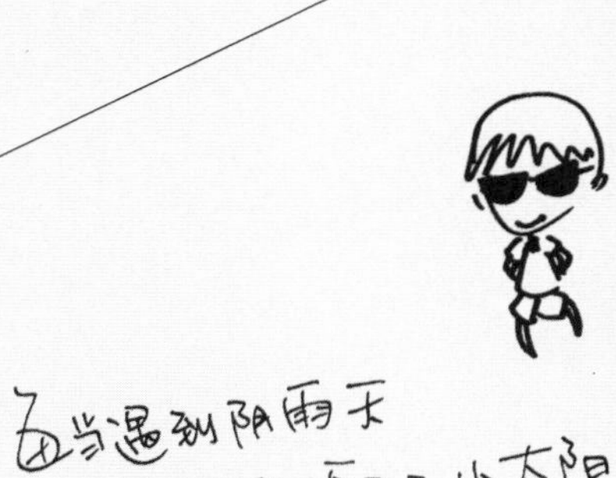
每当遇到阴雨天
就努力做自己的小太阳

CONTENTS

目录

图书在版编目（CIP）数据

你是最好的自己 / 杨杨 , 张皓宸著 . -- 长沙 :
湖南文艺出版社 , 2014.3
ISBN 978-7-5404-6614-5

Ⅰ . ①你… Ⅱ . ①杨… ②张… Ⅲ . ①短篇小说 – 小
说集 – 中国 – 当代②风光摄影 – 中国 – 现代 – 摄影集
Ⅳ . ① I247.7 ② J421

中国版本图书馆 CIP 数据核字 (2014) 第 033611 号

上架建议 : 小说·情感励志

你是最好的自己

作　者 : 杨　杨　张皓宸
出 版 人 : 刘清华
责任编辑 : 薛　健　刘诗哲
监　制 : 蔡明菲　潘　良
策划编辑 : 邹和杰
特约编辑 : 尹　晶
营销编辑 : 杨颖莹　尤艺潼
整体装帧 : **車球書裝設計**
出版发行 : 湖南文艺出版社
　　　　（长沙市雨花区东二环一段 508 号 邮编 :410014 ）
网　　址 : www.hnwy.net
印　　刷 : 北京盛通印刷股份有限公司
经　　销 : 新华书店
开　　本 : 880mm×1270mm 1/32
字　　数 : 208 千字
印　　张 : 8
版　　次 : 2014 年 3 月第 1 版
印　　次 : 2014 年 3 月第 1 次印刷
书　　号 : ISBN 978-7-5404-6614-5
定　　价 : 36.80 元

（若有质量问题，请致电质量监督电话 :010-84409925）

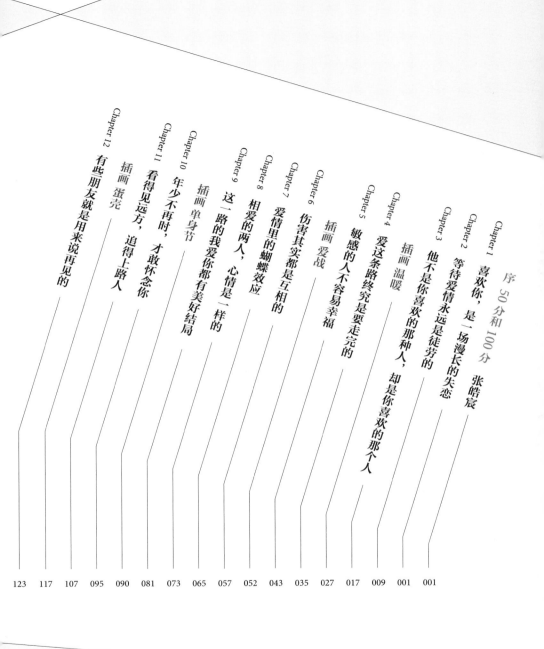

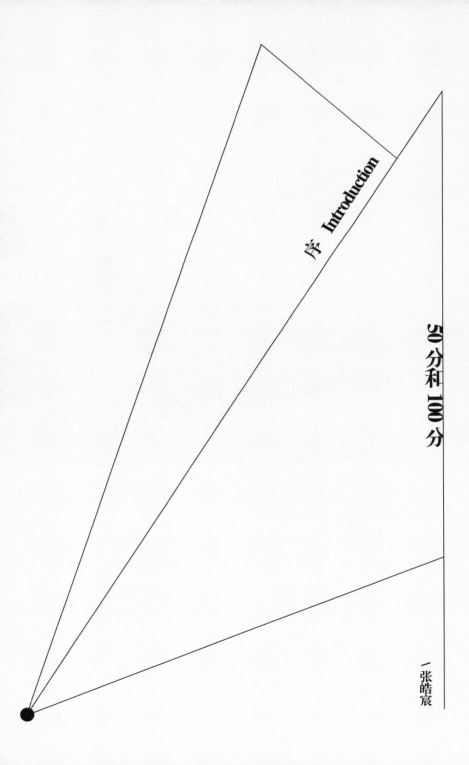

序 Introduction

50 分和 100 分

一张皓宸

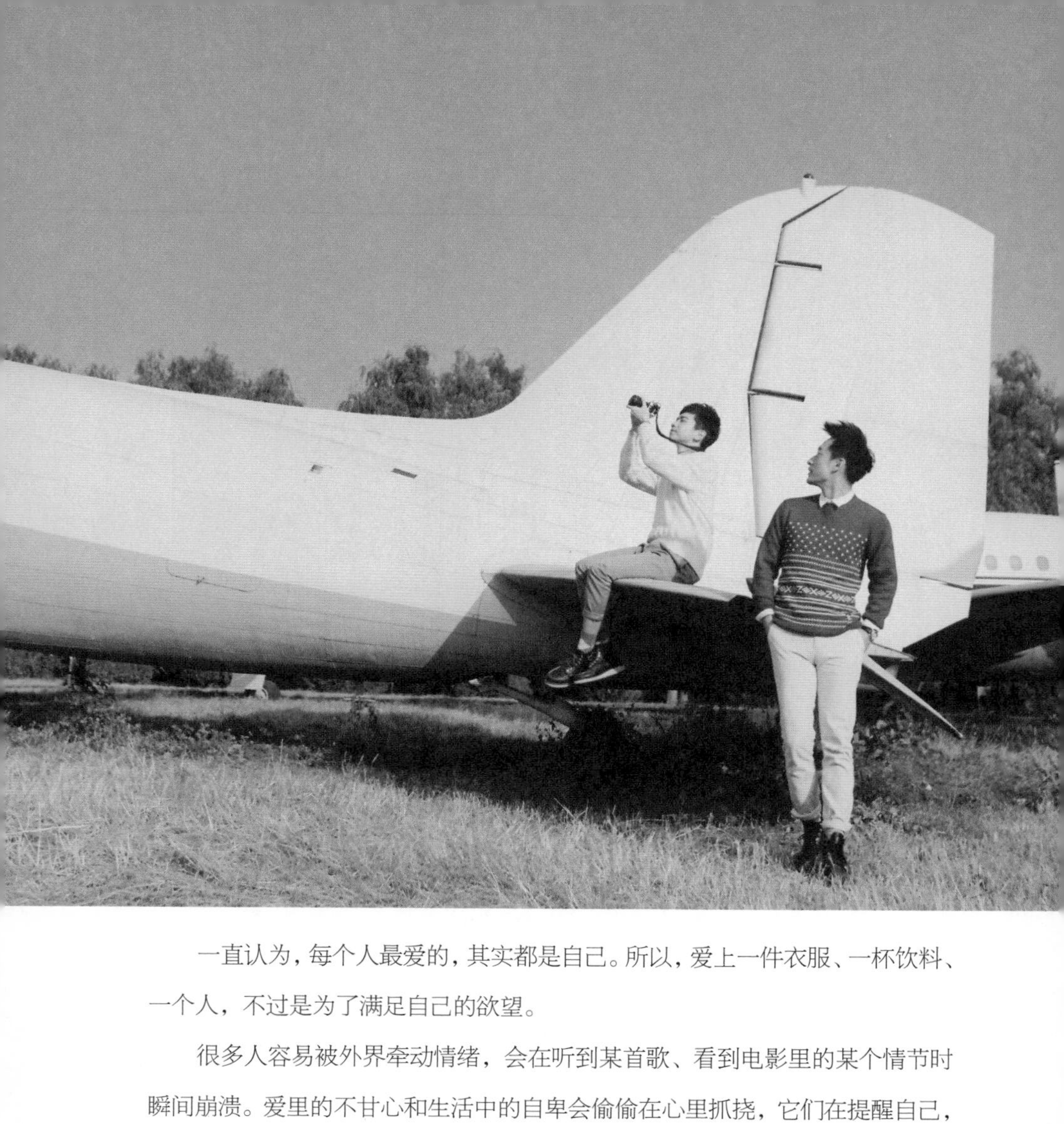

一直认为，每个人最爱的，其实都是自己。所以，爱上一件衣服、一杯饮料、一个人，不过是为了满足自己的欲望。

很多人容易被外界牵动情绪，会在听到某首歌、看到电影里的某个情节时瞬间崩溃。爱里的不甘心和生活中的自卑会偷偷在心里抓挠，它们在提醒自己，所谓“我很好”不过是佯装的借口，而时间更是对记忆最浪漫的虚掷。

跟杨杨决定一起出这本书，是在我们数次合作正能量插画之后。他这个人对一切事物都有种云淡风轻的安然，以至于通过这些插画合作，受他影响，我慢慢也可以控制自己的情绪，轻松感知快乐。

他喜欢手机摄影，我喜欢写故事；他有好的创意，我有半吊子的画画水平，像是两个 50 分还需进步的人，那何不一起来完成一张 100 分的试卷呢？！

摄影部分，杨杨全部用手机完成，记录从中国内地城市到香港，再到泰国、荷兰、英国，从身边的吃喝拉撒到外界的喜怒哀乐。没有单反相机的专业和距离感，像是亲密朋友的日记，随意翻开一张，都仿佛自己也去过那个地方，做过同样的事。

书中的二十一个故事，均是我从故乡成都到北京工作这辗转二十多年遇见的人与事。每一位主人公都真实存在，他们的故事或精彩或无趣，但都是时下社会和人际交往中最常见的典型。关于爱情的悲喜，友情的执着，梦想的坚持。

当然，我们还收录了部分已发布和未公开的创意插画，希望能延续我们想传递的乐观和坚持。终于可以把作品集结成册，来弥补每次在微博上看到我们的画被盗走时的遗憾了。

很多人问我俩为什么总能充满正能量，而自己却常常觉得活得憋屈。那是因为他们都是善于欺骗自己的高手。明明在生活中经历了无数让自己感到愉悦的大小事，却习惯性地把负面情绪记挂在心。

确实，体悟幸福其实比承受痛苦更需要勇气。

如果想哭，就把自己当作一朵会下雨的云；如果觉得现在非常痛苦，就相信接下来遇见的每件事都是好事；如果不想在情感世界里失望，就把对方当作你的所有，把自己当作对方的一部分；如果不知道能成为怎样的自己，那现在就先做你能做好的事。

我们都把焦躁的情绪放一放，先往幸福的方向去吧。

Introduction.
End

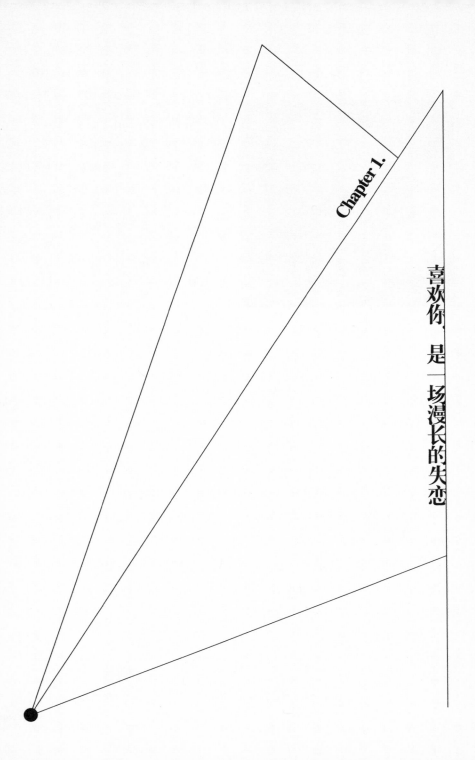

Chapter 1.

喜欢你，是一场漫长的失恋

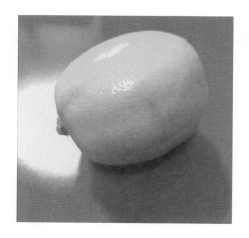

当他不喜欢你，你故意漂亮地出现在他身边是没用的，你送他的糖是不甜的，你隔三岔五发的『你在干什么』『在哪儿呢』在他眼里跟售楼短信的性质是一样的，你跟他斗嘴做相同的事他会觉得是他光芒万丈而让你自愿靠近他的，你在状态里更新的小心思他是看不懂的，你哭得死去活来他也是不痛不痒的。他是你的生活背景，而你是他的甲乙丙丁了。

Z，事到如今，你一定会感激，在这不长的生命中可以遇见一个闪闪发光的人，是多好的事吧。就算你们没有在一起，也至少把他当成信仰一般遥远地爱过，这青春就无悔了吧。

Z，你常说，自己没有什么拯救人类的本事，但可以给一个人幸福。

2009 年，我们大二，你跟他在网上认识，他在上海同济大学念书，喜欢玩网游，做设计。那时候的你，特别傻，因为要跟得上他贫嘴的频率，于是从书上、电视剧、BBS 里学了好多损人的话。你一边抱怨游戏里那些难看的人设，一边跟他玩得不亦乐乎。当你抱着笔记本冲到我寝室楼下，急匆匆地问我如何用 PS 把他的头像放在绿巨人身上时，我就知道，你喜欢他的程度，应该接近沸点了。

但是你们并没有在一起。原因可能是你这个另类的胆小白羊座，因为不确定对方的心意而不敢表白。当然我一直认为根源是他不爱你，所以才舍得暧昧。

因他跟你是老乡的关系，于是在大二的暑假，你们第一次见面。头天晚上你给我打了很多次电话，说睡不着。我说你就想象他坐马桶的样子、睡觉打鼾的样子……总之往不好的地方想，他外面那层发光的东西剥落了，你也少点儿压力。当然最后你还是直接睁眼到天亮，笨拙地用遮瑕膏盖了盖黑眼圈去赴约。你们见面后，如老朋友般有一句没一句地拌嘴。你一路给我发信息，他好帅，好阳光，手臂线条很好看，你们去了哪里玩，去了哪里吃饭。

你最后一条信息说，你们在吃比萨，你抢了单。

在这之后的三天，我都没有收到你任何的信息，电话打过去也是关机。我以为你们一见钟情手拉手赶上了热恋的列车，可当你敲了我家的门，然后挂着一脸泪站在我面前时，我才意识到，天色将晚，他提前下了车。

原来那晚你们分别后，你鼓起勇气给他发了信息，在那句唯唯诺诺的"给你说个秘密，我好像喜欢上你了"发出去很久之后，他才回复了很精练的一句话："我一直都把你当妹妹的，我已经有女朋友了，我好像不能对不起她。"

我看着你靠着沙发哭得狼狈，很是心疼。我大概能体会到这种感觉，这种

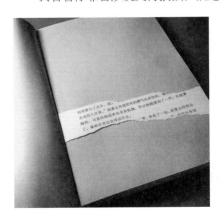
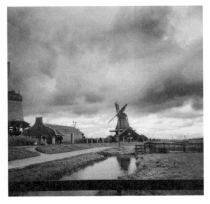

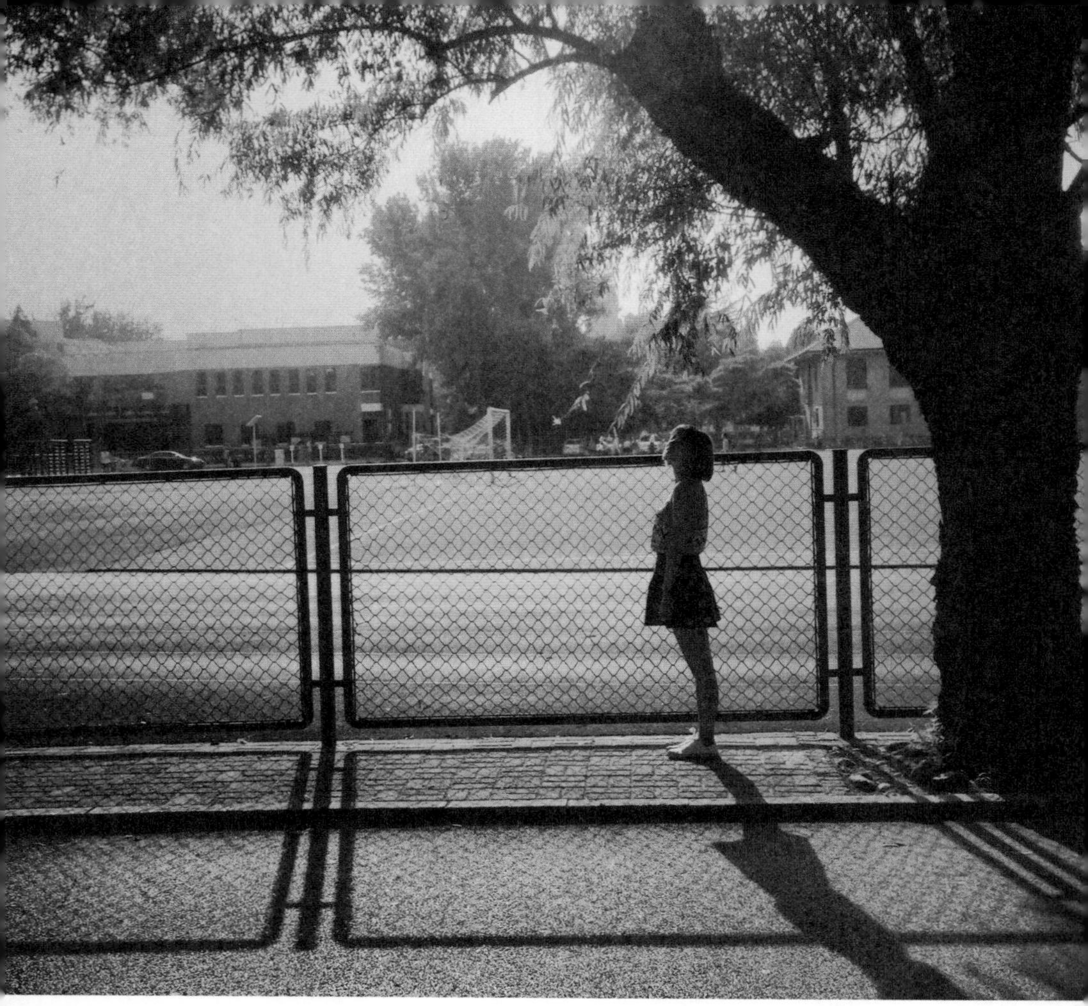

把他的空间打开又关上，只为看他的日志和相册有没有更新；这种随时感觉手机在振动；这种一看见他就变成话痨；这种失掉了所有的兴趣，唯一的兴趣就是想跟他在一起的感觉……是不是就是所谓的把“喜欢”慢慢叠加之后，价值提升的“爱”。

我问你，你怎么回复他的。

你瞥了我一眼，说，那是跟朋友在玩大冒险的惩罚。

书上说，你成为今天的你，定是因为一些事的发生，它们或大或小，但必

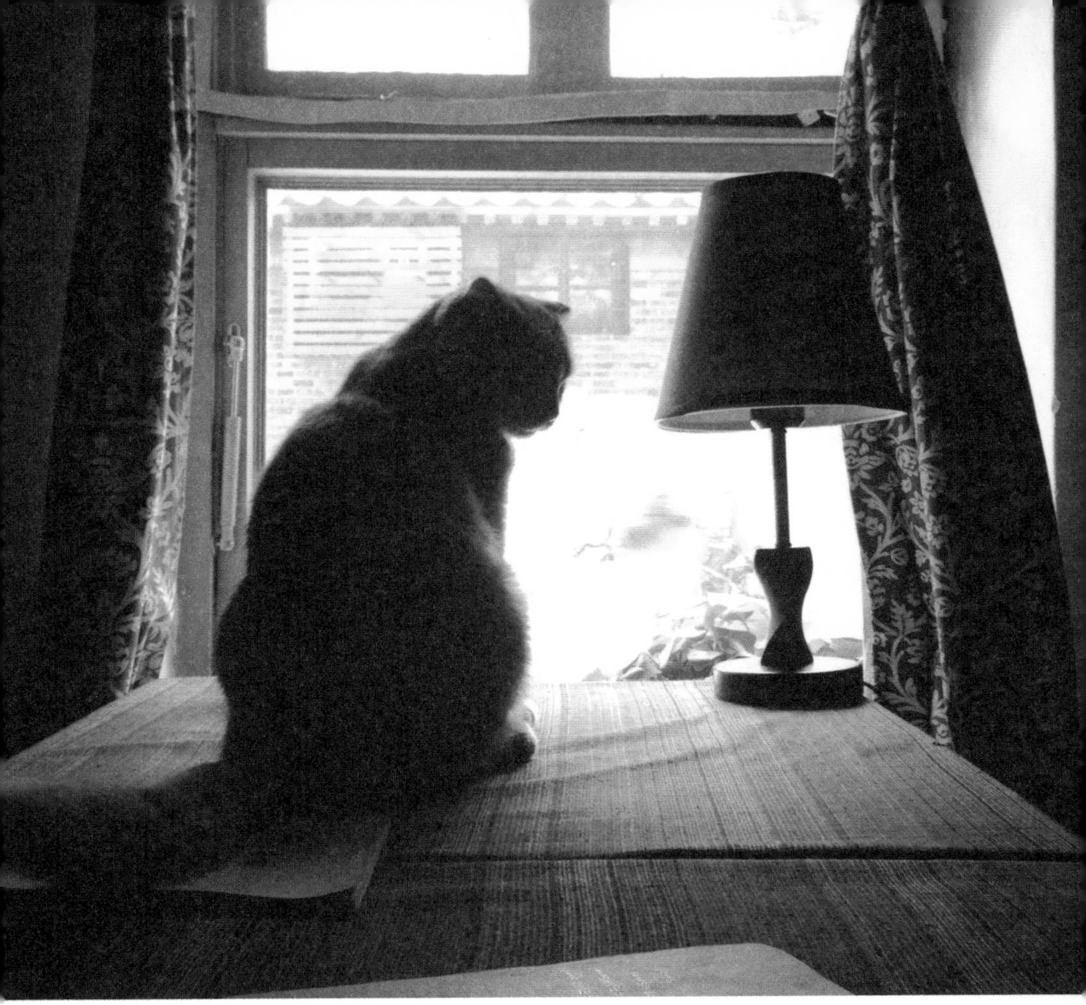

定在你的记忆中留下了烙印。尔后所发生的许多事，或悲恸，或盛大，或悄然而至，都能在这些烙印里找到最初的源头。

你对他，开始了一场以十九岁为起点的漫长暗恋。

每个男生，包括我自己，很多时候难以区分暧昧的界限。他们对于身边出现的女生，在找到真正喜欢的那个人之前，是不会把其他人通通归进黑名单的。他们在被某种关怀围绕、被别人需要的情感里乐此不疲。正因为他们孤独、自负，而又要养活那颗要强的心脏。

　　而你，不过是他们成长的牺牲品。暗恋一个人，究其原因，不过是因为自己在喜欢的人面前太过卑微，而失掉两人能走到一起的自信心。

　　当他不喜欢你，你故意漂亮地出现在他身边是没用的，你送他的糖是不甜的，你隔三岔五发的"你在干什么""在哪儿呢"在他眼里跟售楼短信的性质是一样的，你跟他斗嘴做相同的事他会觉得是他光芒万丈而让你自愿靠近他的，你在状态里更新的小心思他是看不懂的，你哭得死去活来他也是不痛不痒的。他是你的生活背景，而你是他的甲乙丙丁。

　　Z，我体谅接下来的几年、几百天、几千几万小时，你焦灼而又无可奈何的心情。后来，你们没有再说过一句话，你也不愿意常来找我了，你变得孤独，渺小得像是宇宙中微弱的一颗星体。有一次，我在人工湖边看到你，你蹲在地上盯着湿漉漉的土壤发呆，我那时第一次觉得你瘦了，爱情真的是最坏的发胖甜品和最好的减肥苦药。你的室友说你常把饭菜打包带回寝室，对着电脑屏幕一发呆就是一下午。网游停在以前的旧版本不再更新，你也舍不得删。你失去了原本对很多事情的期待，尤其在爱情这一块。

　　后来我们毕业了，我去了北京，临行前听人说，他成了卫视节目的制片人。我感叹，上天为什么总是眷顾伤害别人的一方。我在北京工作得很顺利，很快

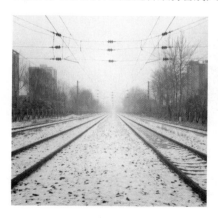
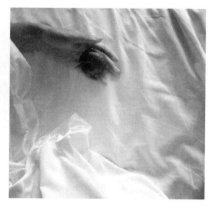

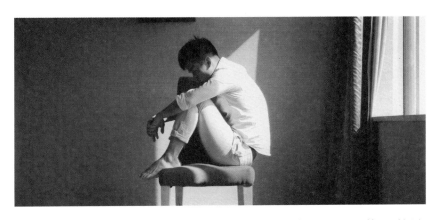

就融入了北方的生活。微博流行起来之后的某天，你关注了我，我第一时间发私信给你。

Z，你过得好吗？

你说，你现在在一家日企上班，每天朝九晚五，没有什么新的朋友，唯一的爱好可能就是研究国外各种电影。你变成了我最常见到的那种女生，平淡、简单、规律，好像能把你未来五年甚至十年的轨迹一眼看穿似的。你对我说了抱歉，因为那段暗恋的不成熟让我们的友情也淡了。我当然没有责怪你，只是看着你现在淡然的那抹笑，仍然在意，你是否还沉在过去那段感情里。

你说，受过伤的地方，永远留着一块伤口，在你快忘记它的时候，就会突然疼一下。

以前那个拿着刀枪棍棒要勇闯别人世界的女孩，最后竟学会安稳地自己舔伤口。活得越久，越发现，嘲笑声是自己发出的，耳光也是自己打的。担惊受怕的任何事都是经历，所有经历，都是收获，所有收获也都将化作尘土。

没有了当时那份浓烈的喜欢，是因为成熟了，丢弃了过去的自己。现在的你，偶尔还是会关注他的近况，看他有没有伤心，又跟谁爱恋着。而你一直没有恋爱的原因，可能是还需要更长的时间或等着更好的人，来抚平那个不可能的人住得太久而留下的凹痕。

喜欢一个不喜欢你的人，就意味着一场漫长的失恋，它不能靠转移注意力或者看一些喜剧片冷笑话来排解心伤。这本是一道带有不甘心的算术题，除了靠时间运算，在那堆加减乘除里，根本找不到简便算法。

一辈子总会爱上不爱你的人，也总会被你不爱的人爱上，而这些所谓的事与愿违，都是人生。你爱上的他，跟你最重要的梦长得很像，你的每一次注视、每一句问候，都想换来等价的"我喜欢你"。可是，对方的每一次冷淡回应都会把你打回现实。现实就是，即使他冷淡对你，你仍然钟情于他，你能让自己冷淡吗？道理都懂，只是不死心罢了。所以，就好好享受喜欢一个人，再被那个人伤害，最后只剩自己的感觉吧。这是门叫"时间"的课，上过之后，或许你就成长了。

因为喜欢一个人，就包容了对方的不羁与忽视，你唯一能做的，就是不打扰。没有人会永远活在过去，怀念是因为尚且年轻。只有离开才能给彼此更广袤的天地，跋涉途中终将失去曾经的自己，而变成更好的你。

Z，有一件事没有告诉你，还记得你给我发的那条信息吗？你们吃的比萨，你抢了单。

那时你把写着数量 ×2 的收银条夹在钱包里，当作纪念。可是有一次我无聊翻看你钱包里的拍立得时，那张收银条掉了出来，再次摊开的时候，上面的铅字褪了色，变成了一张白纸。

其实一切问题，时间已经给了答案。

Chapter 1.
End

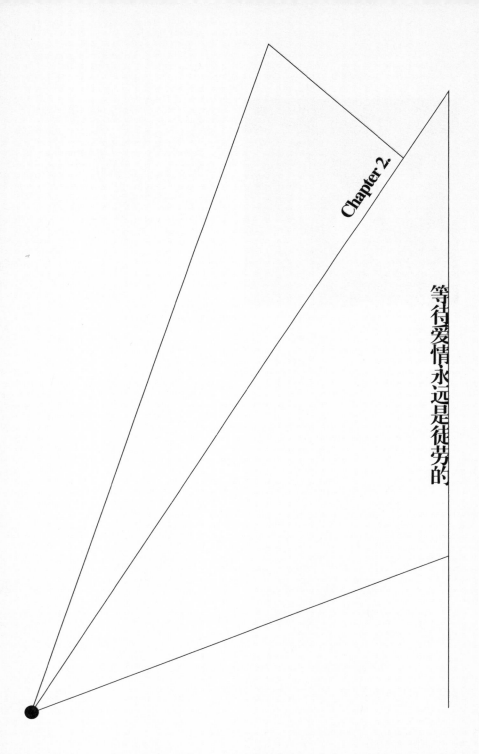

Chapter 2.

等待爱情永远是徒劳的

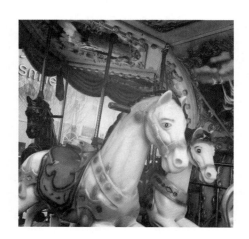

我们都期待喜欢的人给予回应，与其把时间消磨在一个听不见你声音的人身上，不如把那些蜜语甜言说给懂的人听。

人生这条路，无论你走到哪里，身后有人追赶你、远方有人回头找你，已是最大的福分。

人这一生不过就是在蹉跎中等待，或者在等待中蹉跎。我们遇见过那么一两个"还好"的人，但或许为了等待那个"最好"，而白白浪费了缘分。

在这点上，我们都是固执的人。

固执小姐说："我一直等着白马王子出现，只是走在我前面的人根本不会停下来等我。"

因为爸妈常年在外工作的缘故，固执小姐比同龄人更独立和早熟。四年级就开始听流行歌，并对 Coco（李玟）有种痴迷的爱，于是在周遭同学还在看动画片、读四大名著的时候，她就已经宛如小野猫般游走在时尚尖端。到后来，她活脱儿变成了第二个 Coco：身材凹凸有致，跟谁说话都习惯性放电。于是在高中时，吸引来一个同是 Coco 脑残粉的眼镜男。两人为了看 Coco 在广西的演唱会，省下生活费相依为命吃了几个月的白粥；为了互通偶像最新资讯，高中三年写了几十本交换日记；为了一起躲在天台听 Coco 的新专辑，专门为对方如何逃课出谋划策，于是两人占据了彼此青春回忆里最重要的位置。

当时所有人都以为他们是一对，固执小姐也懒得解释，因为她心里清楚地知道，自己的白马王子还在路上。

上大学后，两人分隔，一南一北。固执小姐在传媒学校读播音，刚进校就对一个大四的系草爱到深处无怨尤，从此他就成了她生活的圆心。虽说是系草，但放在现在的审美来看也不过是个痞子气外露的非主流而已，倒是固执小姐凭着她对流行音乐的悟性和一身成熟的装扮，在大一就建立了音乐社团，成了校园里颇具个性的小明星。

那个时候，固执小姐广纳音乐人才，大二时被学校特许创业，组了自己的工作室，每周有跑不完的演出。三年下来不光自己交了学费，还赚了一笔数目不小的生活费，只是最后这些钱，都去了不该去的地方。

毕业那年，工作室因人员毕业流动问题解散了，固执小姐开始筹谋去向。系草在市中心开了家香水店，小有成绩后便琢磨着再开家服装店，可惜资金不

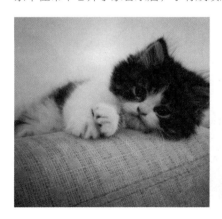
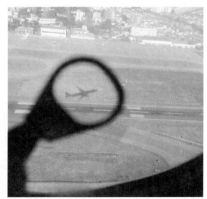

够，第一个就想到了固执小姐。固执小姐完全没有考虑便把所有的钱塞给了他。更荒唐的是，她拒绝了北京某唱片公司签约出道的邀请，而是留在小城里帮忙系草打理店铺。

她的偏执惹恼了眼镜男，他从上海打飞的（飞机）过来骂她。在双方一阵僵持后，固执小姐抛出一句"你是我的谁啊"试图作为话题的终结。但眼镜男直接把眼镜往地上一摞，捧起她的脸就朝嘴巴亲了下去，然后非常man（爷们儿）地吼了一嗓子："老子喜欢了你七年，我不是你的谁，但我知道，你是我的谁。"

剧情发展到这里，应该是两人抱头痛哭然后美好地生活在一起之类的，但其实没有，固执小姐赏了眼镜男俩耳光，最后连朋友都没得做，彻底沦落为路人。

陪伴系草的这一两年，固执小姐一心一意地对他好，偶尔也有几次自觉不

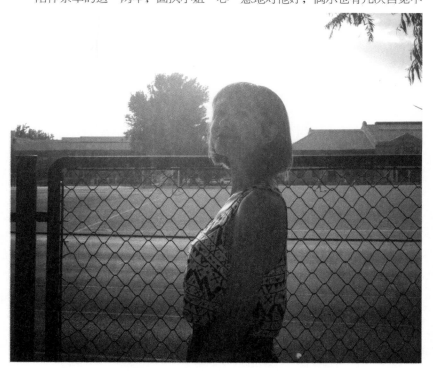

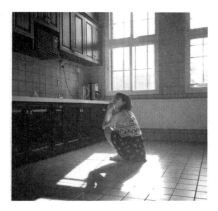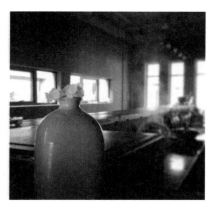

值得的时候，但转瞬又被他意外的关心打消了念头。她觉得暧昧或许能修成正果，安静地等待才能得到最好的他。

因为系草三番五次地在她面前说自己喜欢独立、成熟、有自己事业的女生，于是在他的店铺第二年开始赢利的时候，固执小姐开始有意识地把自己翻唱的歌投给一些小公司，试图做个网络歌手。但简历丢出去都石沉大海了。一次看到某卫视办了个关于主持人的选秀，于是她偷偷在网上报了名，然后过五关斩六将，拿到了分赛区冠军。准备去上海进行决赛之前，她终于忍不住，跑去服装店跟系草分享这个消息。

可是远远地，她就看见他跟一个女生抱在一起。系草有了女朋友，之前他对固执小姐的一切情愫都归零，还霸道地在她面前宣称，我们一直都是最好的朋友。

几乎为了他背叛了全世界，最后竟落得如此下场。固执小姐不甘心，试图以一个正牌女友的身份去阻止他们，可真跟系草较起劲儿来，又失去了立场。是啊，当初甩给眼镜男的那句，你是我的谁啊，如今也被系草以同样的口吻说出。这个世界上，每当单恋上一个人就是一次画地为牢的过程。

那段时间，她整个人像被风吹散的蒲公英，被时间推着走。偶尔跟在系草和他女友的身后，看他们一起去电影院，一起坐旋转木马，想起以前自己和他关系如此好，他却也从未讲过"我喜欢你"这样的情话。有时候甚至还很严厉：他不喜欢将跟她的合影发到网上，很少在她 QQ 签名下评论，他的性格很好强好像谁都无法改变。但现在，他可以如此温柔地对待一个人，他竟然也会收起不可一世的架子改变自己。她发现原来他也可以发合照，也可以在博客上记录那些我爱你我想你的细节。

那一刻，固执小姐才恍然，不是他不喜欢你，他只是不够爱你；不是他不想改变，只是你还不够他为你改变。

收拾好情伤，固执小姐发誓再也不轻易恋爱了。

她如约去上海参加了主持人选拔的总决赛，看着别的选手上场台下亲友团的阵阵欢呼有些落寞，来不及适应陌生城市的一切，就必须像一个主人一般自信地站在台上。上台前，主持人报完她的名字后，台下却响起了尖叫声和掌声，写有她名字的灯牌和横幅被高高举起，这如大牌驾到的高规格让台上所有人傻了眼，她莫名兴奋又疑惑地表演完自己的环节，退场时才看清，众人背后，那个默默看着她的眼镜男。

她没忍住眼泪，躲到后台哭花了妆。

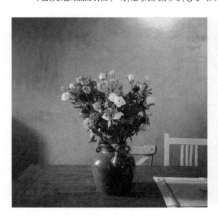
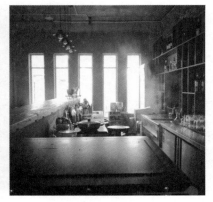

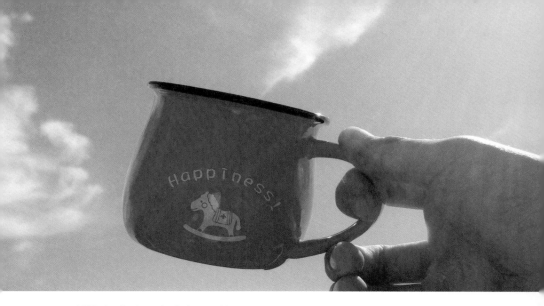

她没拿到冠军，但留在了上海。

她因为那次比赛进了娱乐圈，现在拍一些小成本电影，在沿海城市跑一些话剧巡演。这一切，都是眼镜男托朋友关系带给她的。两个单身贵族一起在浦东租了个高级公寓、讨论新电影、圈内的八卦，以及每天放着Coco的经典好歌。一下子，仿佛回到了高中那三年。

眼镜男有次非常自省地对固执小姐说："很多男生肯跟女生暧昧的原因只有一个，就是他没那么喜欢你，你只是他排解寂寞的人肉聊天工具而已。他们的潜意识里一直都在寻找自己最爱的人，一旦遇见了，就能以还是单身汉的身份正式追求她。"

这番言论让固执小姐拍手叫好，兴奋地叫了几瓶酒上来，喝着喝着就倒在眼镜男怀里痛哭。对当初扇他耳光道歉，然后把对系草的埋怨又声情并茂地讲了一遍。

从此之后，两人关系更近一步。固执小姐发现眼镜男非常孝顺，有才气，且是个正能量满满的人，对生活，对未来的人生观、价值观竟然与她如此相似。那一刻，她有些动心，但在心底又默默告诉自己和他是不可能的。

不知道为什么。

2010年，眼镜男被公司调去了美国，后来听说找了个老外，于是固执小姐也慢慢跟他淡了联系。对于爱情，她表面心如止水，可是心里却波涛暗涌。她感觉自己还困在被系草伤害后一定要等到最好的人才恋爱的怪圈里，但又不知如何脱身。她也想念眼镜男，只是这份想念，还来不及成为寄托，就被海洋和陆地阻隔，倏尔消失了。

时间一晃三年过去，Coco带着新专辑回归，固执小姐早已经把对她的喜欢变成习惯，原打算不去签售会凑热闹了，但那天竟然鬼使神差地特别想去，于是早早就到了签售会现场挤在人堆里。签售开始，队伍慢慢行进，Coco看见她的时候，异常兴奋地说："WOW，宝贝，我们长得好像哦！"这句话让固执小姐乱了方寸，兴奋过了头把专辑忘在台上转身便走，被后面的一个男生叫了好几声，才反应过来。

男生把专辑递给她，固执小姐掀起帽檐，看见了没有戴眼镜的眼镜男。

两人相视一笑，重新认识。

等待爱情永远是徒劳的，你要主动去寻找。

这是眼镜男的人生信条。所以在他高一第一次看见固执小姐时就决定主动找她，哪怕他那个时候，并不喜欢Coco。

我们都期待喜欢的人给予回应，与其把时间消磨在一个听不见你声音的人身上，不如把那些蜜语甜言说给懂的人听。

人生这条路，无论你走到哪里，身后有人追赶你，远方有人回头找你，已是最大的福分。

Chapter 2.
End

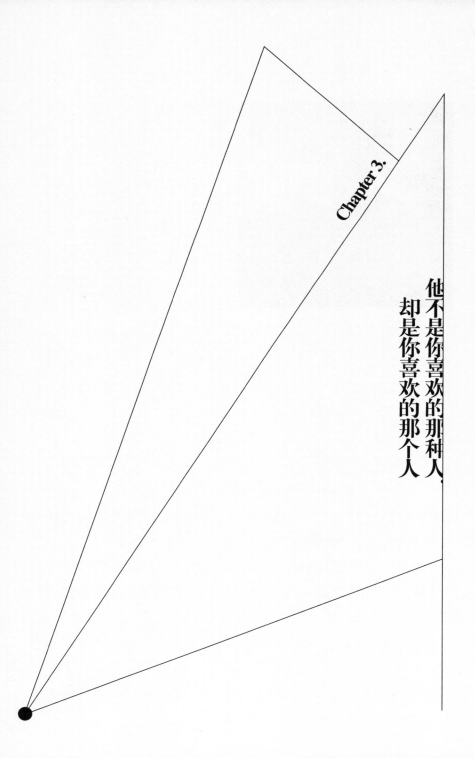

Chapter 3.

他不是你喜欢的那种人,
却是你喜欢的那个人

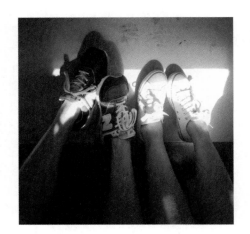

你为未来对象设下许多标准，但最后与你牵手的往往是标准之外的那个。遇见他时，那些长相、体重、有没有身骑白马、是不是才高八斗都不重要了。因为，他不是你喜欢的那种人，却是你喜欢的那个人。

这个世界上的寂寞单身男女，大多分为两种，一种是自己长得丑，还嫌别人长得丑；一种是众里寻他千百度，那人必须得跟自己的标准相符。总之，爱情这场大浪淘沙，让该恋爱的都爱上了，爱不上的就越来越作。

白开水小姐和可乐先生是在七夕认识的，他们在某交友网站"让我们做一日情侣吧！"的活动页面互相看顺了眼，约在世贸天阶的巨大 LED 显示屏下面碰面，充当一日情侣。

这两个黄金单身贵族都是奇葩。白开水小姐是个"老清新"，二十六岁高龄还喜欢文青那一套，穿的衣服是淘宝几十块一件的素色森女款，爱看封面花里胡哨、书名十个字以上的爱情小说。微博的关注列表里都是那些二十岁出头、长刘海儿、脸蛋儿比女孩还俊俏的花美男。待她长发及腰，那些少年能来娶了她，那真真是极好的。可乐先生是一个装 × 大户，发微博朋友圈的照片必须带上奢侈品包包的边边角角，而那些包，要么是朋友的，要么是淘宝买来的 A 货。逢人必说自己的人际关系网有多庞大，某某明星是他哥们儿。可乐先生把自己吹嘘得仿佛腰缠万贯，实则兜比脸干净，跟女人吃饭都要对方埋单。

一日情侣的活动页面上，可乐先生传了一张自己穿白衬衣侧脸对着鹿角的文艺照，白开水小姐的则是一张穿着嫩色衬衫靠在朋友的 MCM（欧洲著名奢侈时装品牌）包上的自拍。于是双方碰巧正中对方下怀，可一见面立刻见光死。白开水小姐无法想象照片里那个清新少年会穿着一身豹纹外加一双捆着巨大泰迪熊脑袋的鞋，当然可乐先生也无法忍受对面这个满身碎花的素颜路人。

两人别扭地互看对方一分钟，彼此都在琢磨如何开口说"再见好走不送"。等到第十七对情侣从他们身边经过后，可乐先生突然开口了，他说："来都来了，别输给他们。"

两人彼此不顺眼到什么程度呢，那天他们全程没说什么话，上午坐在巴黎贝甜玩手机，下午坐在星巴克继续玩手机。终于熬不住准备走的时候，碰见一对情侣，男的是可乐先生的邻居，女的是白开水小姐的同事。只见那女的抓住白开水小姐的手一个劲儿嚷嚷"恋爱了都不跟我们说"，男的则用一根手指不断地戳可乐先生的肩膀，恭喜他终于脱单。最后二人一拍即合："那不如我们一起去 ×× 吃晚饭吧！"

于是他们被这对情侣带到建国门外的一家日本料理店。白开水小姐看到菜单就吓得想回家了，被可乐先生一把按住，瞥了一眼旁边的情侣，然后故作声势地说："想吃什么点就是了。"等到结账时服务员说两人消费 1800，他们就傻了，眼睁睁看着旁边情侣那桌，男方大方刷卡付了钱。可乐先生埋头低声说："钱你付了，咱们好聚好散。"白开水小姐疯了："蛇精病（神经病）啊，我

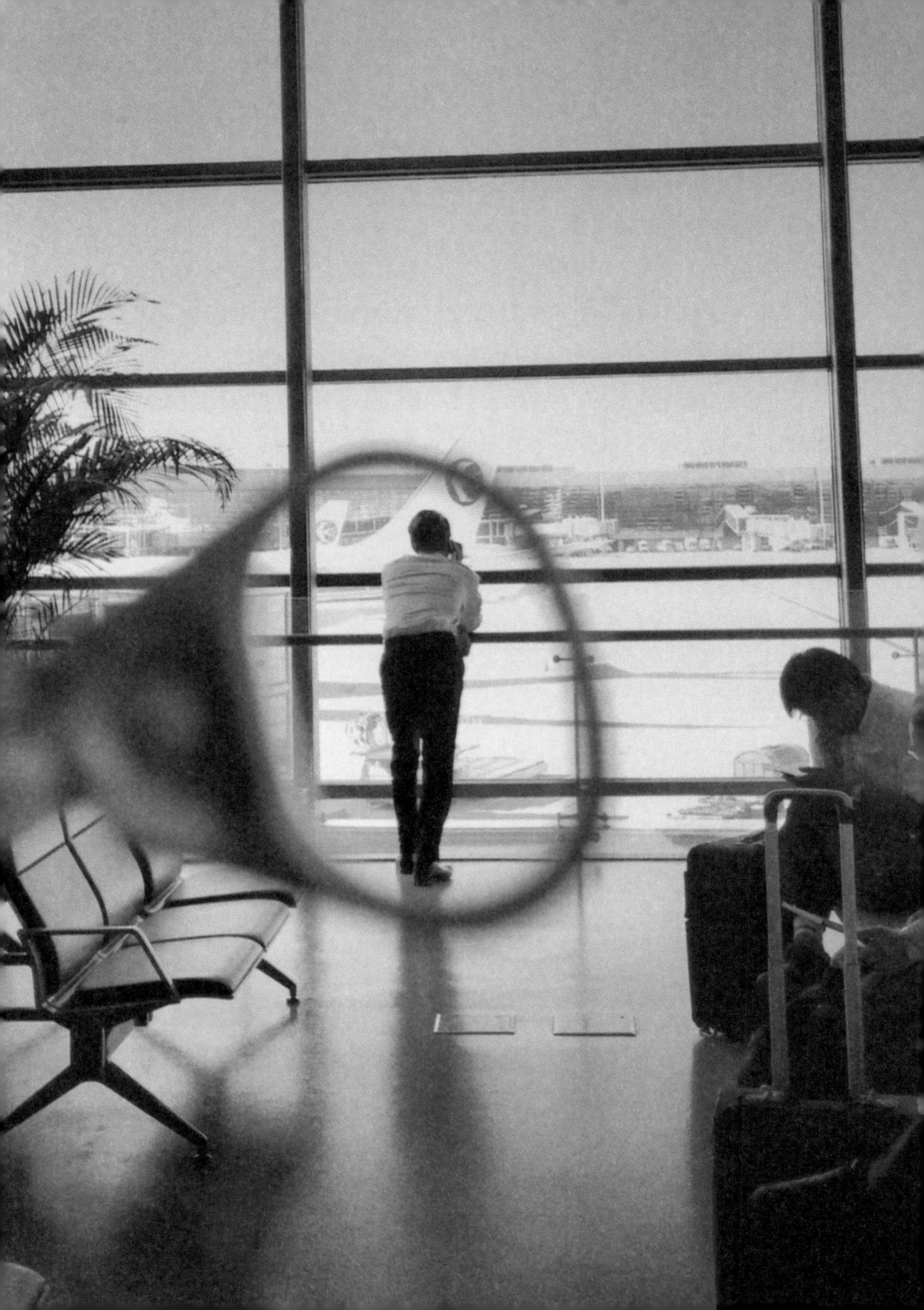

哪有那么多钱！"可乐先生压低声："你有多少？咱们 AA。"白开水小姐拍了拍自己的小挎包，说："200，而且没带卡。"

"靠！200 块就想约会啊你！"当然，这句话可乐先生没说出口，因为情侣朋友正殷切地望着他们。于是他镇定自若地拿出信用卡，招呼服务生刷卡，尽情地刷！晚饭后，可乐先生还没从消费短信的梦魇中醒来，朋友又提议去三里屯喝酒，两人连忙拒绝，说要回去做爱做的事。被情侣朋友连夸你们真恩爱之后，一日情侣至此结束。

王家卫的电影说："其实爱情是有时间性的，认识得太早或者太晚，结果都不行。如果我在另一个时间或空间先认识她，这个故事的结局就可能不一样。"

白开水小姐在大四谈过一场无疾而终的网恋，对方说自己是个飞行员，爱写博客，笔名叫"空中列车司机"，文笔酸到不行，背景音乐就一直在雷光夏、陈绮贞等人的歌单里轮换。白开水小姐很爱他，可最后，人家飞来飞去就失踪了，至今杳无音信。可乐先生的爱情史，可谓灌满碳酸超级刺激。他是个典型的吃软饭主义者，但北京的名媛都看不上他，于是靠自己的少年外表，专攻土豪坏子，要么是女博士，要么是女码农（女程序员），三年谈了十几个妹子。他就像家客栈，专门收留进京赶考的书生，和每个人私订终身，心想这么多总有一个会高中状元。但时间不等人，至今在爱情领域没有半点儿收获。

一日情侣这事没过多久，白开水小姐和可乐先生就成了室友。

事情是这样的，七夕之后的某天，白开水小姐在上班路上突然被围堵，地铁站里几个年轻人追着喊她"碎花姑娘"求合影，到了公司也惹来众人侧目。等她打开微博之后，彻底惊呆了，一夜之间自己涨了几万粉丝，@ 和评论全是五位数。她看见转发大多加了＃最萌情侣走红＃的话题标签，于是随手点开，然后就受到了惊吓，因为她看见那张被疯狂转发的照片上，穿着一身碎花的自己正深情地望着比她高两个头的豹纹可乐先生。

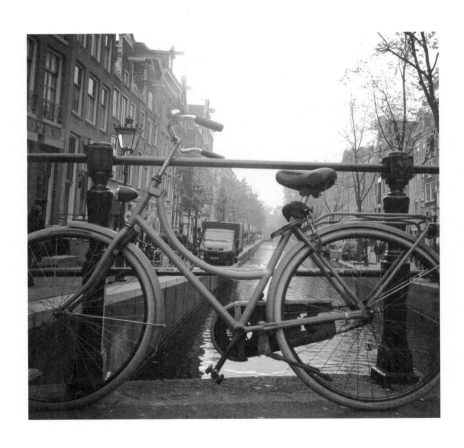

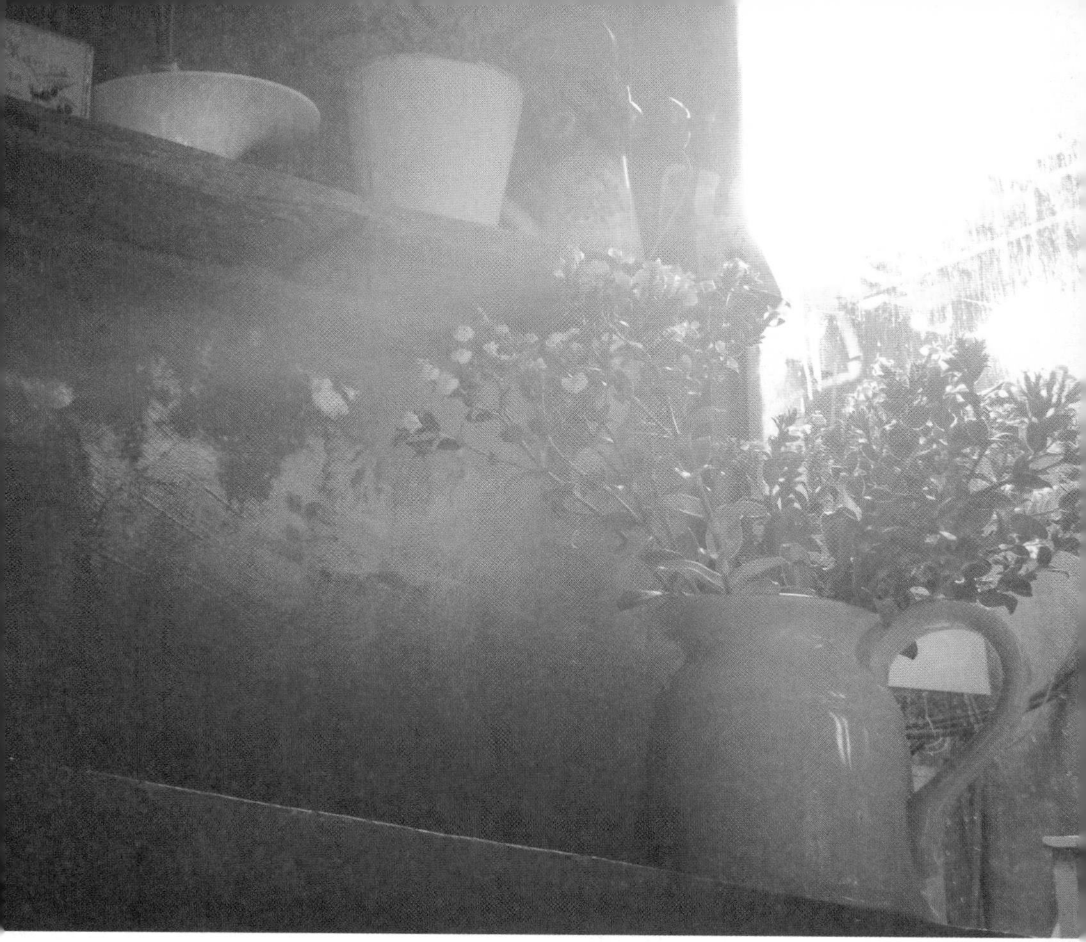

他们被偷拍了，重点是这么看来，真的很萌。

噩梦没有结束，走红后是随之而来的媒体采访和电视节目邀请，连某某制片都发来私信，要为他们量身打造一部电影。白开水小姐昏了头，理智告诉她应该发条微博澄清，但当她看见微博关注的几个橙 V 明星都跟她互粉之后，她选择性失明，默认了一切。

随之而来的，是所有人都在看她的可乐先生什么时候出现。下班后，白开水小姐就成了箭靶，被无数目光扫射，最后被逼退到面包店里，看见了共患难的可乐先生。可乐先生房子到期，交不出房租，于是白开水小姐硬着头皮订下协议，以打折价让他搬到自己家来，一来互相利用，二来互相利用。

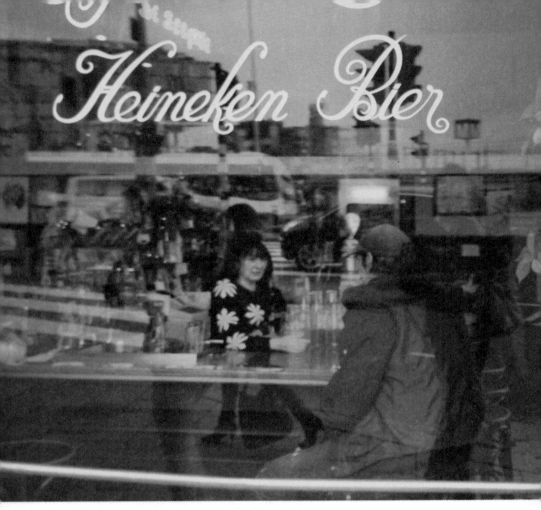

　　两个人住在一起后，插曲唱得更加欢脱（欢喜洒脱）。别看可乐先生没钱，但他穷讲究，上了厕所必须洗澡，见不得家里一丝一毫的凌乱，还把白开水小姐满屋的少女摆件挪到一边，把自己的简易沙发床和茶几放到另一边，声称交了房租自己就有客厅一半的归属权。晚上白开水小姐在房间看书的时候，隔壁就放起欧美 R&B（节奏布鲁斯）；点开香薰灯准备睡觉时，厨房却飘来可乐先生做夜宵的油烟味儿。

　　两人开着争吵模式相处，但总因为要随时在微博更新合影，出门要演情侣而不得不重归于好。于是他们的一日情侣变成了一个月、两个月，甚至更长。

这对最萌情侣越来越红，赚得也越来越多。后来真的有那么几个土豪女对可乐先生投怀送抱，当然他绝不可能错过，时常把白开水小姐丢一边自己消失了。有那么几次，白开水小姐回家看着静悄悄的屋子竟然有些想念他，但马上又自行了断这个疯狂的念头。

有一次可乐先生喝醉了，给白开水小姐打电话让她去接他。她第一次挤在三里屯最热闹的酒吧里，被光线刺疼了眼睛，尽管忍受不了空气中的酒腥味儿，但还是把瘫倒的可乐先生从一个大胸美女身边拽了出来。

周六的街道挤满了出租车，却没有一辆能载他们回去，白开水小姐就这么吃力地扛着他，蹒跚地向前走。可乐先生满嘴胡话，他说："刚刚打你电话，一个女人接的，她连说了好几个打错了，那个时候，我突然害怕你有一天也会这么跟我说：'打错了，再见。'我知道你一定会出现，带我回家，是吧？"

是的。

于是在这晚之后，就像很多故事的结局一样，他们好上了。

没有电光火石，没有山高水长，只是自然而然地发生了。就像某个人停在自动贩售机前，按下了一瓶可乐和矿泉水，咕咚咕咚喝下它们，最后糖分和白水融归一处。

你为未来对象设下许多标准，但最后与你牵手的往往是标准之外的那个。遇见他时，那些长相、体重、有没有身骑白马、是不是才高八斗都不重要了。因为，他不是你喜欢的那种人，却是你喜欢的那个人。

某天，白开水小姐窝在床上，用可乐先生的电脑看剧，一时兴起想去看看以前常逛的博客网站。打开后自动显示之前登录人的首页，她看见头像下的昵称"空中列车司机"，最后一篇更新是在六天前。

她扣上笔记本电脑，深吸了一口气。

王家卫还说："世间所有的相遇，都是久别重逢。"

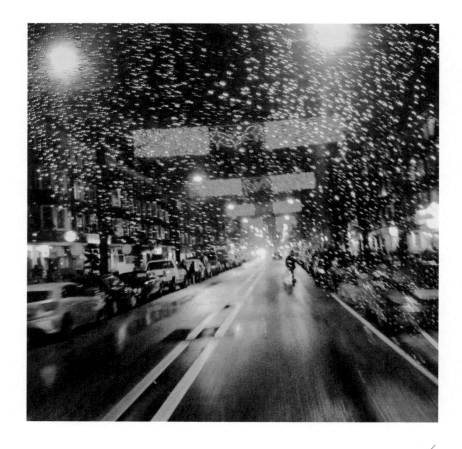

Chapter 3.

End

Illustration · 插画 温暖

天冷了，愿你和温暖相拥。

即使再孤单，
也要相信你会遇见
温暖的陪伴……
别辜负那个总是
为你留灯的人……

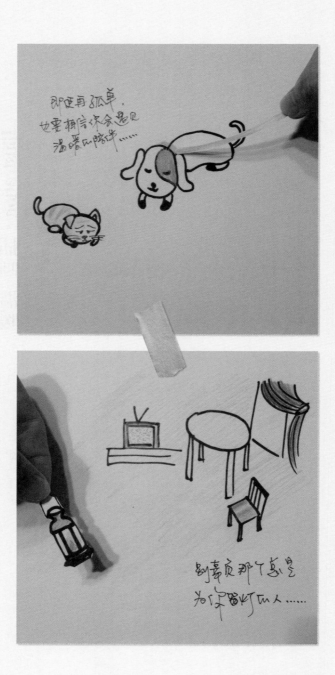

旅途的时候，
一杯咖啡，一本书，
让别人的故事温暖你……

在一起
当烟火的温度退去，
让我们的拥抱一直陪你……

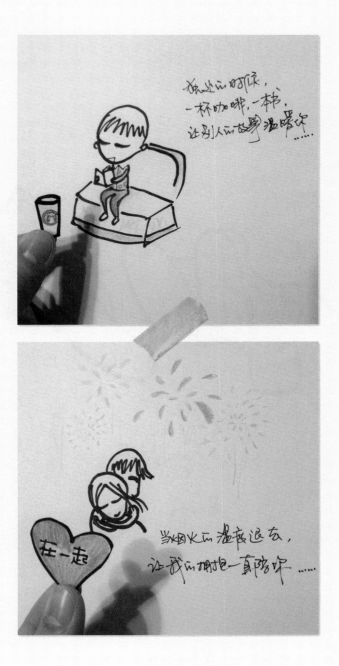

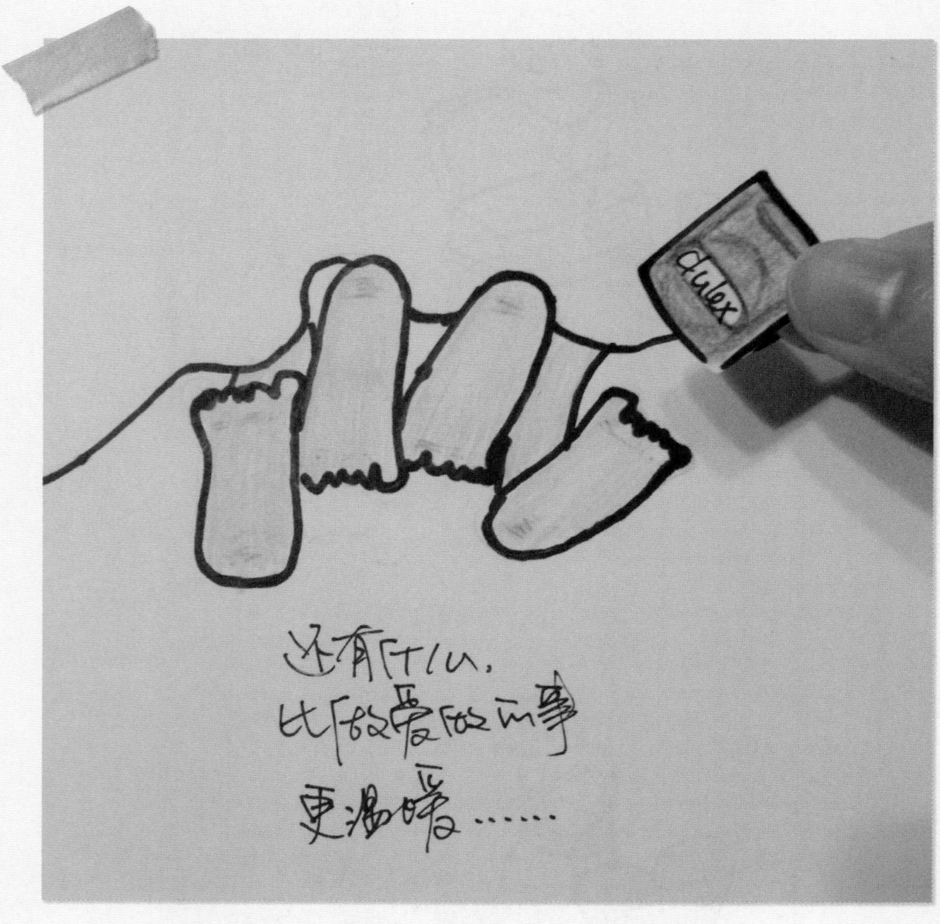
还有什么，
比做爱做的事
更温暖……

天冷了，记得保暖，
只有身体暖了，心才会暖……

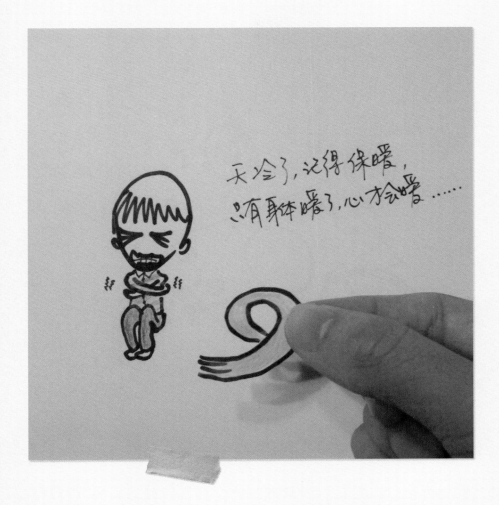

最温暖就是
那些一起吃着
火锅唱着歌
的老朋友
……

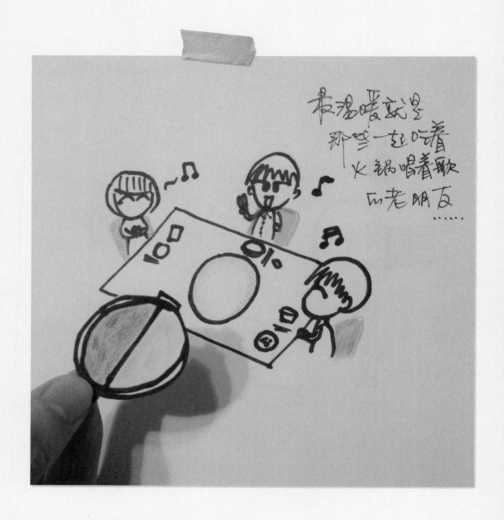

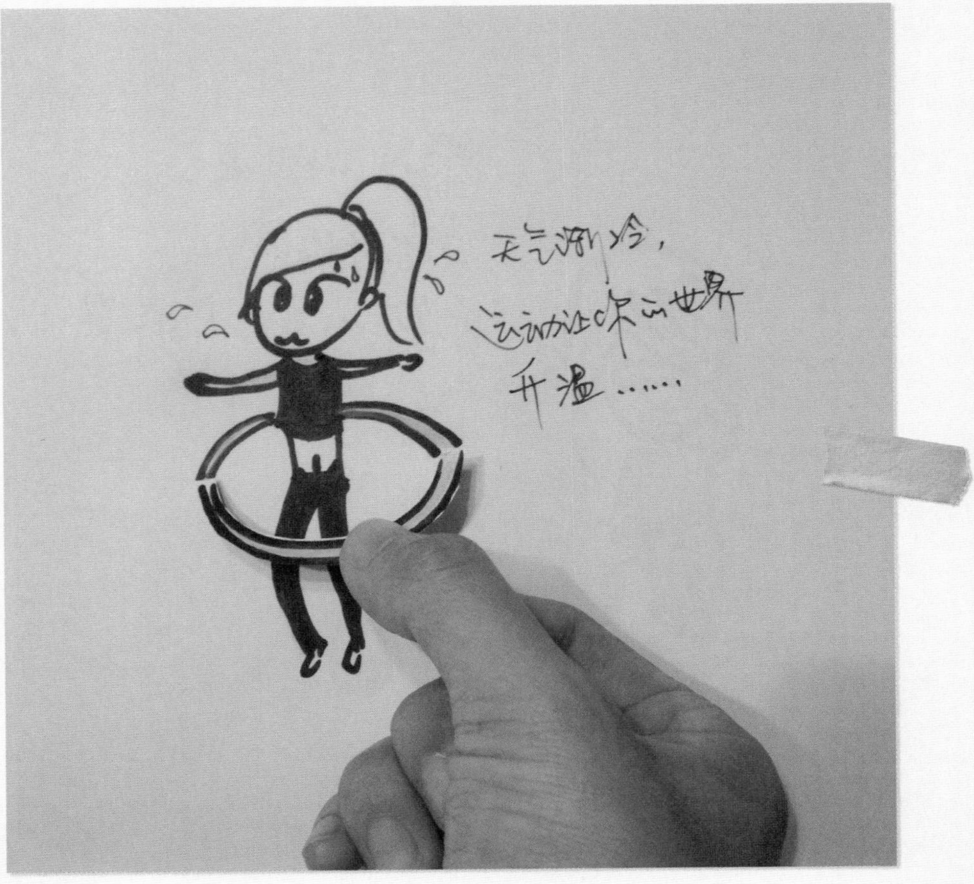
天气渐冷，
运动让你的世界
升温……

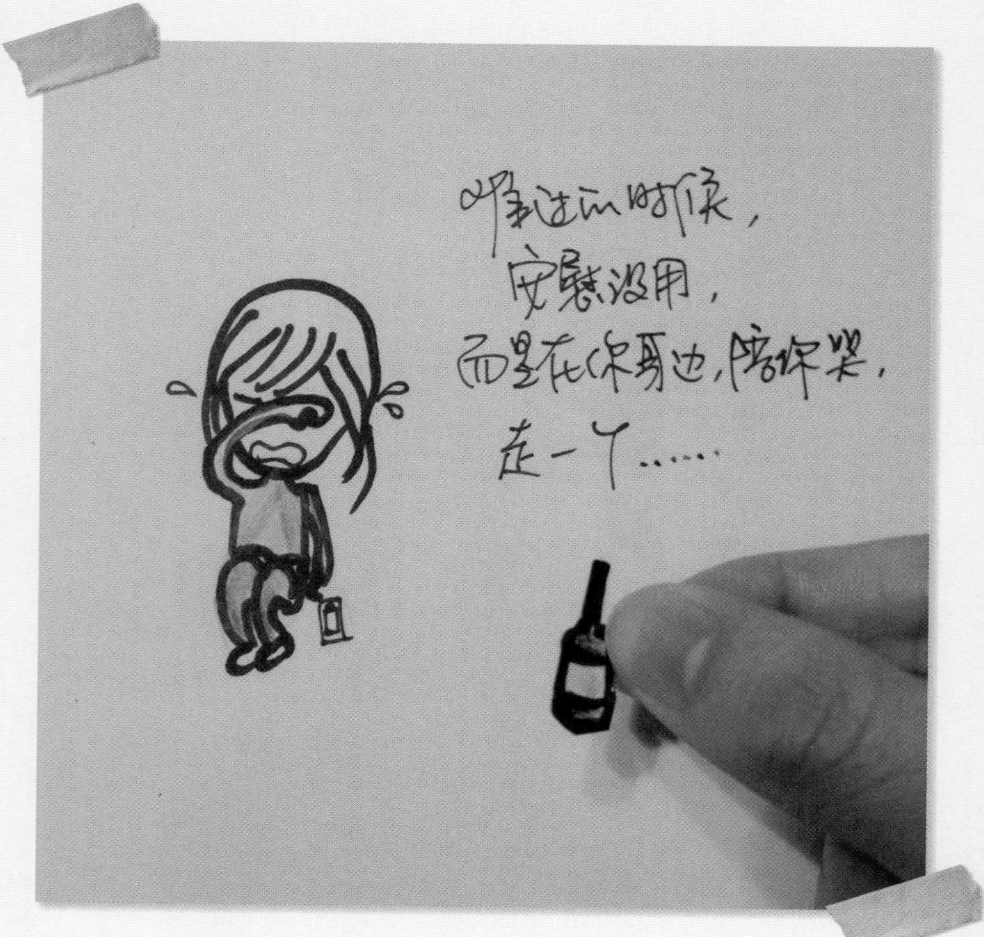
难过的时候，
安慰没用，
而是在你身边，陪你哭，
走一个……

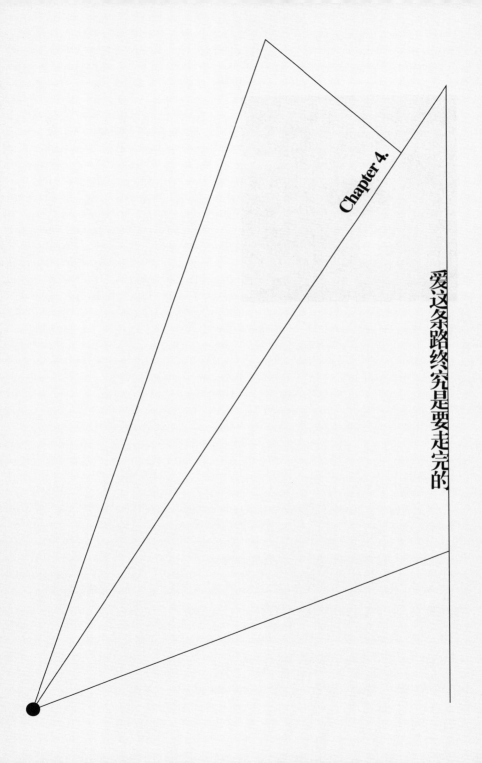

Chapter 4.

爱这条路终究是要走完的

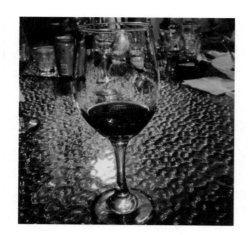

爱是条长路，不论途中多少人并肩、多少人离开，都始终要走向终点。失恋给你的不是一场灾难，而是一个中途停下的时间，让你好好思考到底该如何走完它。

我们拥抱和推搡，我们亲吻和冷眼，我们同时拥有一个世界和失去一个世界。他日相逢，用沉默还给沉默，然后在缱绻不尽的爱里，勇敢生活。

不知道你身边会不会有这样一个姑娘？她说话爽朗、办事利落，一条路从不拐弯，好像没有什么会把她打败，姑且就叫她霸道小姐吧。

可霸道小姐，也会在爱情这条路上，悄悄地拐一个弯。

她说："很多事只有到了尽头，才能看见转角。"

霸道小姐的事迹简单的笔墨描写不完，总结下来就是一个表面乖乖女实则背后藏了一段顶撞老师、逃课打工、刺青的光荣成长史。父母在她很小时就离异了，她在大专毕业前，一直跟着母亲，但母亲生性好玩，对霸道小姐说过为数不多的话中，"我在打麻将，你自己弄吃的吧"占了很大的比例。

说也奇怪，霸道小姐在学生时代，都没有谈过恋爱，倒是在找了个正经工作后认识了她的第一个男友。她男友是个文艺青年，随手就能编出让小妹妹们视作人生座右铭的 140 字微博。男友不爱说话，平日里娇滴滴的像个女孩子，正是他这样的性格，所以才抵挡不住霸道小姐天生的优越感和粗鲁的穷追猛打。

霸道小姐会在第一天认识男生的时候，就提出晚上让他请她吃饭当作新同事联谊的要求；会每天为男生递上一杯鲜榨胡萝卜汁，并命令其必须喝完；会在男生的微博里跟所有仰慕他的女粉丝对战……久而久之，男生除了换工作这最后一步棋之外，只能对她言听计从。

两个人不知道在哪个时刻突然就手牵手出现在我跟前了。我到现在还可以

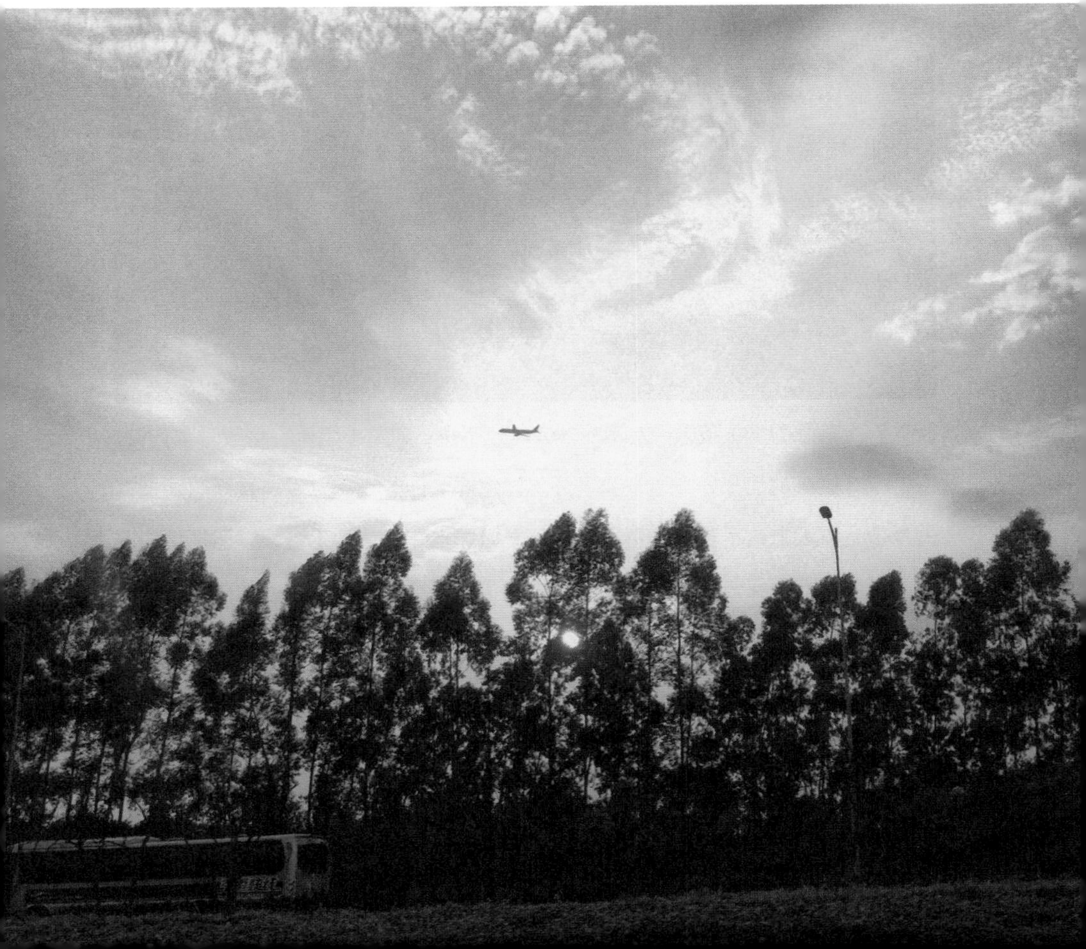

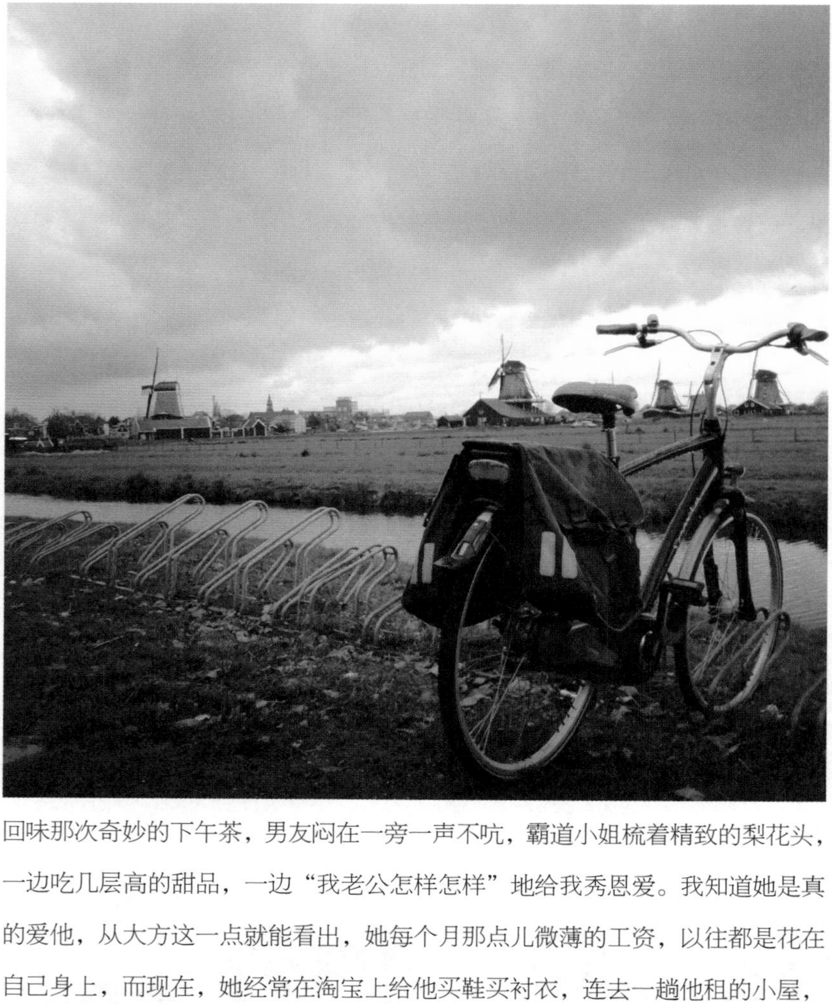

回味那次奇妙的下午茶，男友闷在一旁一声不吭，霸道小姐梳着精致的梨花头，一边吃几层高的甜品，一边“我老公怎样怎样”地给我秀恩爱。我知道她是真的爱他，从大方这一点就能看出，她每个月那点儿微薄的工资，以往都是花在自己身上，而现在，她经常在淘宝上给他买鞋买衬衣，连去一趟他租的小屋，她都非常慷慨地买了一大袋的水果和饮料。要知道，以往她都只是压榨我。

他们的办公桌中间只隔了一块挡板，所以只要侧下身就能看见对方，轻轻说句话对方也能听见，但他们还是乐此不疲地保持每日刷新几十页的QQ聊天记录。从今天同事的穿着到中午晚上吃什么，霸道小姐对他事无巨细，连他今天左肩上留了一夜喧嚣过后的吻痕都了如指掌。

我很佩服他们之间有那么多话要说，她总煞有介事地强调，一生中两个人说话的字数是有限制的，一定要在他们分开之前把它们用完。

我一度以为，他们这样的一文一武、一动一静的搭配应该会成就一段旷日持久的佳话。但后来，男生出轨了，他在微博上遇见一个跟他同样腔调的女生，长头发，眼睛看人的时候透着光。两人经常相约去南锣鼓巷的小剧场看话剧，微博上互相@的话题外人都看不懂。直到连微博上的粉丝都以为他们在一起的时候，霸道小姐才彻底生了气，把男友关在门外，不准他进来。

男生安静良久，霸道小姐靠在门上听外面的动静，在她准备扭开把手时，男生大喊了一句："我跟她在一起了！"

直到这段恋情结束，霸道小姐都没在我面前哭过。她总是这样，分子巨大的伤害都渗不进她的肉身，太阳存在多久她就阳光多久，好似永远快乐一般，连最起码跟恋人分手后的反应都没有。我想，霸道小姐对他的爱可能还不够重。

有一次我们喝醉了从 KTV 出来，街上清冷得看不见一辆出租车，我陪她蹲在路边，她好像喝多了很难受地捂着肚子。看见地上的水渍，我以为她哭了，结果她支支吾吾地凶我一句："这是老娘的口水。"

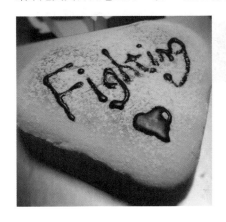

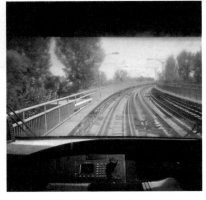

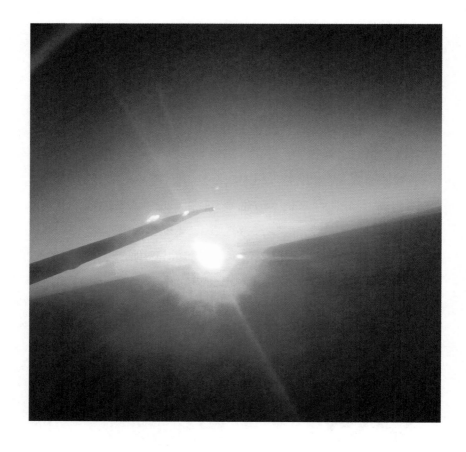

说完就吐了。

她倚着我，说："以前每个清晨醒来，他都会告诉我一大堆梦里和我在一起的事情。我那时很泄气，因为一直梦不到他。后来他离开了我才知道，原来一个人会梦到另一个人，是因为心底觉得离那个人好远好远。那个时候，他躺在我身边，就是这样觉得的吧。而现在，我终于开始每天都梦见他了。"

她爱他。

霸道小姐这种人，是生活中的女王，她不允许一点儿负能量，她的积极和倔强很快可以让人诚服，并心甘情愿地对她好，以至于对方自己都不确定，究竟是喜欢她，还是喜欢跟她在一起时阳光满满的自己。

那晚我送她到家，清楚地看到，她急于想要关上门的慌张样子，因为眼眶已经装不下泪了。就算我到了楼下，似乎也能听到从十几层高的地方传来的若有似无的哭泣声。

在这之后的许多天，我都没见到霸道小姐，去她公司问也是谁都不知道，说旷工好几天了。正当我快要报警的时候，她风尘仆仆地从泰国回来了，把杧果干、椰子片一袋一袋丢到我床上的时候，我甚至怀疑这个被晒黑了的傻女人是不是我认识的霸道小姐。

她说这是为爱疗伤之旅，并且在四面佛前许的第一个愿望已经实现了：曼谷飞回来的班机上，被邻座的混血帅哥要走了电话号码。

我狐疑地问她："你真的一点儿都不伤心，这件事一点儿都没影响到你吗？"她说："要走的人始终都会走，伤心不伤心是自己选的，一个自己爱的人抛下你，你已经够可怜了，那自己再哭成泪人儿茶饭不思怨天尤人不是把自己往死里拽吗？现实那么残酷，拿什么装无辜？我从小就是在失去和得到中长大的，每一次失去我都没有抱怨过，而每一次得到我相信里面有我失去的一部分，因为质量始终是守恒的。"

前段时间我们喝下午茶，看着面前几层高的甜品又想起了这事，我调侃她："他当时说跟别人在一起的时候，难道你就没有问问为什么吗？"

她说："他跟我在一起的时候，应该也不知道原因吧，那他不爱我了，也可以没有原因的。我不想听到他的理由，那不过是说服他自己的借口罢了。"

爱是条长路，不论途中多少人并肩多少人离开，都始终要走向终点。失恋给你的不是一场灾难，而是一个中途停下的时间，让你好好思考到底该如何走完它。

我们拥抱和推搡，我们亲吻和冷眼，我们同时拥有一个世界和失去一个世界。他日相逢，用沉默还给沉默，然后在缱绻不尽的爱里，勇敢生活。

一路幸福，霸道小姐，总有一个人，愿意陪你走到世界尽头。

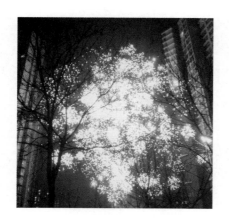

Chapter 4.
End

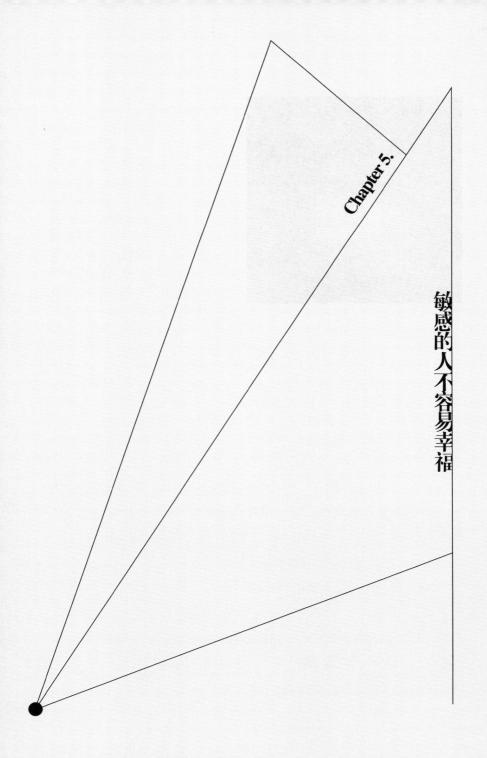

Chapter 5.

敏感的人不容易幸福

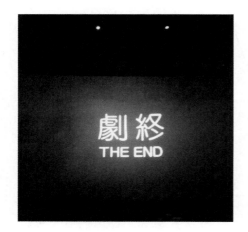

一个敏感的人，大多数时间都不幸福，因为太过在乎。在乎在对方眼里的自己够不够好；在乎今天下哪一种雨，飘哪一朵云；在乎牵手的时候太冷清，拥抱的时候不够靠近；在乎会不会不定期失去他。

在一段爱情里，你喜欢有他在的空气，没他在的想念，你拥有和他珍贵的回忆以及别人看不懂的默契，你精心把每一段刻有你们印迹的时光都放好，然后给了他一张满分 100 分的考卷，考试的内容关于你，你在等着他 100 分的回答。

你认为，这就是你爱他，他爱你。

就跟多疑小姐一样，她说："我最需要的，是一个人需要我。"

多疑小姐小时候的梦想是当明星，后来有人说她长得像校门口卖麻辣烫的阿姨，从此她就打消了这个念头。但就算靠脸进不了那个圈子，她也要半只脚蹭着边儿，于是一路披荆斩棘成了某门户网站的娱乐编辑。

朝九晚五和不定期高密度加班是她生活的主轴，在她工作第一周坚持每天七点起床化妆，晚上加班到十点头发散乱眼线花掉之后，她就开启了自暴自弃模式，以至于有好几次我去他们公司楼下约她喝咖啡，都恍惚看见了当年学校门口卖麻辣烫的阿姨。

好了，不损她了，她也有值得我点赞的地方。

她有严重洁癖，每次在我家吃完饭她都边看电视边手贱地擦一晚上茶几；对工作认真负责，每次遇到有明星离婚、公开恋情等突发事件，她的工位永远能最快听见键盘声，并且不管是不是凌晨三点；大大咧咧的性格怎么损她都不会生气，不然我手机上也不可能保留那么多如果她参加扮丑大赛绝对是冠军的

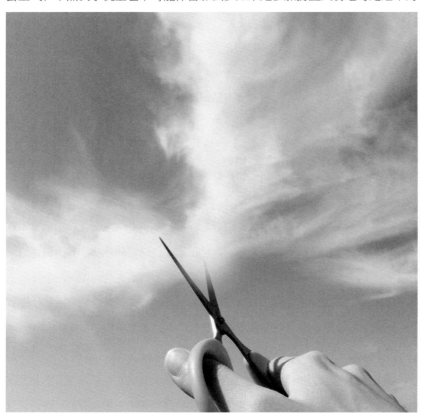

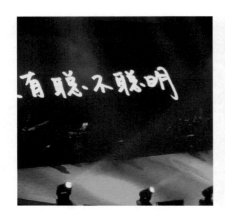
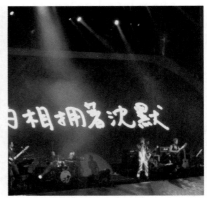

照片。

当然，最令我惊叹的，是她赶在我们所有朋友的步调之前，找到了一个男朋友。

他们在一个明星的私人生日会上认识，对方是某宣传公司的策划总监。大概是借着酒劲儿看对方都特别顺眼，于是两人互换微信敲好第二天的约会，这桩喜事就成了。

坠入爱河的多疑小姐特别可怕。

她对自己的皮肤没有自信，于是常常二十四小时带妆；对方说不喜欢胖姑娘，于是天天在家里拿着俩小哑铃跟着电视上的郑多燕跳减肥操；男朋友不在身边的时候，手机就成了情人，可别人忙工作不会随时随地都聊着微信，她就把之前的聊天记录翻来覆去地看；打开她的浏览器，常去的网站一栏全是他的微博、豆瓣、人人。她说："每天都翻翻他之前的微博，就感觉走进了他没有告诉我的那一部分生活，有时候添置了什么，有时候又丢弃了什么，总之我心里面满足。"

可惜好景不长，他们在一起才一个月，她就上我这儿来诉苦了。男朋友因为工作需要经常跟一些美女在一起，她把那些照片一张一张点开给我看，却不知道自己为何生气又一次一次放下手机。起初我也只是好心劝慰她，可能在这段爱情里，多疑小姐要爱对方多一点儿，所以才会自觉有些卑微，或许需要两人更长久的相处，来增添一些彼此信任的砖瓦。

但破了洞的气球，很快也就干瘪了。

多疑小姐变成了一个不开心的女孩。我经常醒来的时候看见她凌晨四五点发的朋友圈，颜色晦暗的配图，一段失落的文字；她说他一出差她就睡不好，没收到对方的晚安短信就感觉自己身体的每个细胞都在抗议，辗转就是一夜；每当他提到他的前女友，她就会觉得对方还忘不了过去，于是就变得焦虑；她只要看见他的微博上有一些女生给他留一些"你好帅"之类的花痴评论，她就恨不得回复十句"关你屁事"；他每每多关注一个女生，她就会把那个女生的微博全部翻一遍，似乎想去找一个自己不愿相信的答案，但始终都找不到。

在第三次把网站上的新闻链接弄错之后，主编给了她三天的假期让她好好反省和休息。她躺在床上，男生发来的微信她也不回，等到电话打来的时候，她脑袋一热问了他一句"你到底喜不喜欢我"，对方当然错愕。在这之后，她说自己病了，很严重，希望马上看到他。最后，男生来了，但是看见精神抖擞的多疑小姐，表情很冷。

他们是多久分手的我不知道，有一次在KTV，从不抢麦的多疑小姐竟然一个人坐在点歌器前一口气连唱十几首歌，我跟几个朋友看着她那声嘶力竭的样子也不忍打扰，直到唱到杨丞琳的《想幸福的人》时，我就分不清她是在唱歌还是在哭了。

第二天，她更新了一条微博：如果在你面前，我可以肆意地笑，也可以号啕地哭就好了；如果你说我们一起住吧，我想见你的时候就见得到就好了；我真羡慕那些可以蛮横争吵又等着别人来哄的人，羡慕那些在爱情里高傲得像个女王的人，想走进你全部的生活，如果那不离我这么远就好了；每次拥抱的时

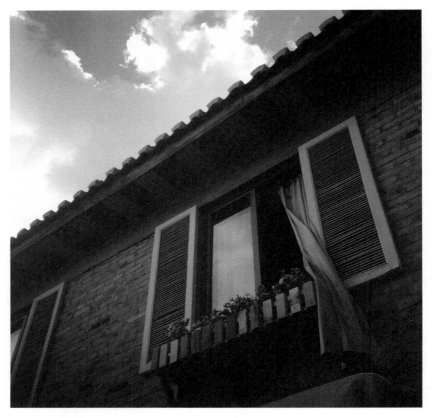

候都不会感觉两个人相爱的时间正在默默倒数就好了。

后来，通过朋友旁敲侧击询问过，那个男生其实是个很好的人，很清楚自己要什么，做事果敢，梦想很大。他曾在杯盏之间敲中了多疑小姐的那个酒杯，以为可以毫不费力地将恋爱作为生活中锦上添花的一抹颜色，但他的天空不够宽，只能先走。

你时常因为对方没有及时回短信、接电话，没有记住你的喜好，没有跟你解释清楚那些莫名其妙的人而生气，其实不过都是自己想要找个理由证明他爱你罢了。你很需要他，你为他做了很多改变，你把自己的心腾了一大块空位给他，

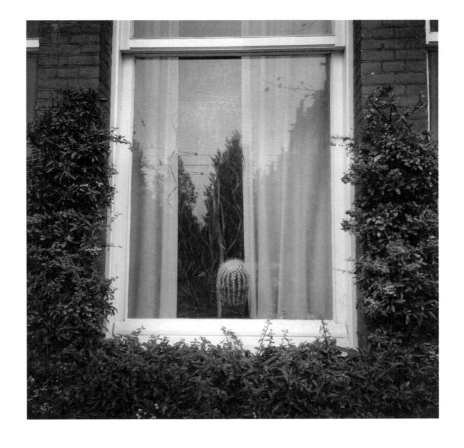

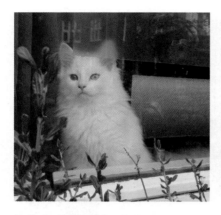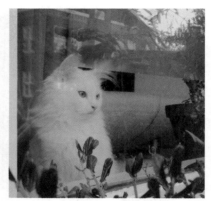

你花在爱里的气力可能不比别人少，只是你的要求太多，最后，就亲手为你一直苦苦追求的回应画上一个不甘心的句号。

你源源不断地猜疑你们的感情，在一次又一次证明里让对方失去了信心。其实每一只风筝都不会喜欢扯着线头给他羁绊的人。

一个敏感的人，大多数时间都不幸福，因为太过在乎。在乎在对方眼里的自己够不够好；在乎今天下哪一种雨，飘哪一朵云；在乎牵手的时候太冷清，拥抱的时候不够靠近；在乎会不会不定期失去他。

爱情里没有那么多充分必要条件，你需要一个人并不代表他也这么需要你，你拼了命地想念他也换不来他不间断的短信和电话。把爱的人当成你的所有，把你当成他的一部分，比较没有那么容易失望。

一段理智的爱情，是两个人的时候有彼此，一个人的时候有自己。同是年轻人的我们，不可能有饱和的时间让爱来消遣，两个人腻在一起终究没办法给未来生活埋单。当他不在你身边的时候，你可以更努力地工作，多看书，听歌种花，你悉心照料属于自己的这片森林，好在下一次相遇的时候，会发现彼此都变得越来越好，直到两个人在别人眼里看来都是发着光的。那这段爱情，就是最好的爱情。

前几天，多疑小姐给我发了张截图，是之前失恋后她发的那条微博，男生在下面留了句评论，他说："你当初问我到底喜不喜欢你，我没回答的原因，是因为所有问问题的人，他们心里其实都有了自己的答案。"

既然决定雨天出门，何必去思考需不需要带伞。既然决定要走哪条路，何必去打听要走多久。

电影里的轰轰烈烈的爱情都会以漆黑的片尾做终结，现实生活中，唯有那种沉默、淡然的陪伴与扶持最是刻骨铭心，以至于不论结果好坏，都能使你成熟地迈向下一段人生。

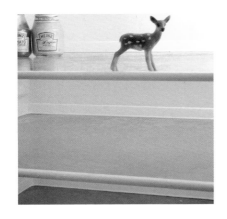

Chapter 5.
End

Illustration · 插画 爱战

愿每一个相信爱的女生，都能成为爱里打不倒的战士。

不要让别人同情你，
别人也就不会知道
如何伤害你……
脆弱小姐

没有人比你更美好，
因为这个世界上不会
再有第二个你了……
不自信小姐

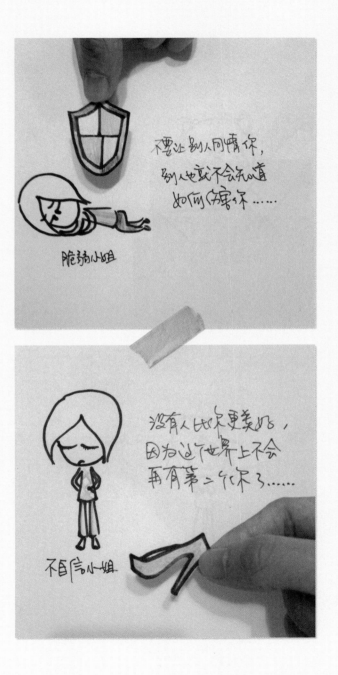

不要总当爱情里的弱者，
必要的时候拿起
自己的"武器"……
好欺负小姐

永远都不要松懈自己，
外在美是内在美的
前提……
偷懒小姐

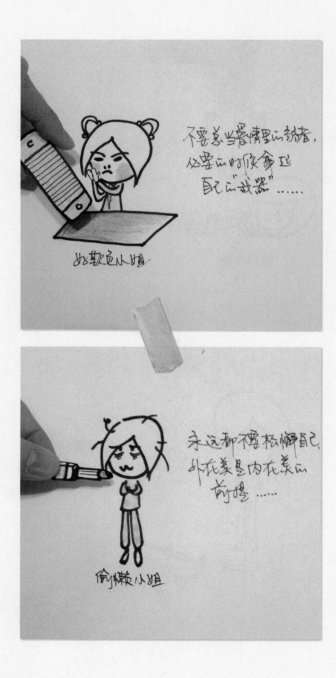

试着让别人为你
治疗，
不是所有伤口都能
自我愈合……
伤心小姐

记得把旧的人从
心底挪出，
才能让新的人住进来
……
迷恋过去小姐

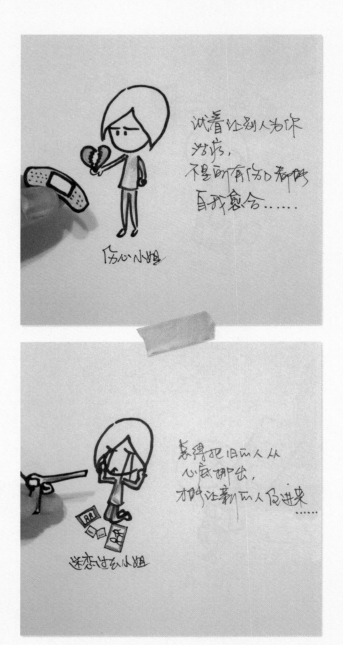

长远之食援不可靠,
但前提是你不会胖
……
吃货小姐

哥大通知书
爱情没有一劳永逸,
要想不被抛弃,
必须自己争气……
学霸小姐

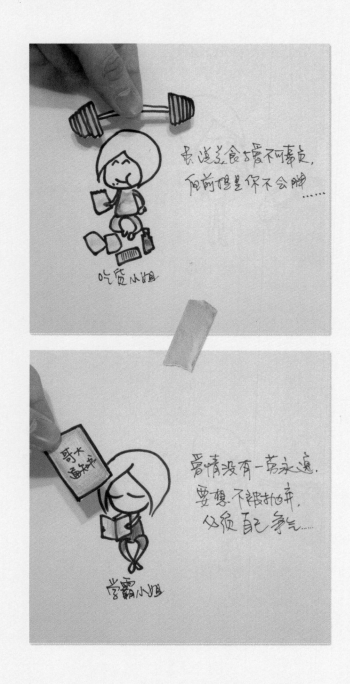

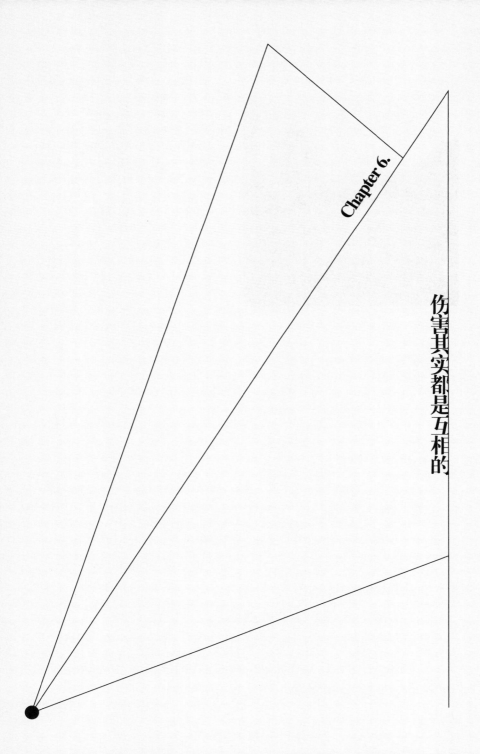

Chapter 6.

伤害其实都是互相的

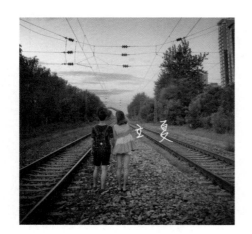

立夏

痛过总归是好的，至少今后不会再病了。

伤害其实都是互相的，不要以为谁可以自得

其所，当初你让谁受了伤结了疤，在平行时空里

你应该也受到过大大小小的惩罚。

　　我的人生观、价值观里一直认为，流言蜚语和困顿都不至于伤害我们，能真正伤害我们的，只有自己。

　　我有一朋友，一路都在做往自己身上捅刀子的事，姑且叫他受伤先生吧。

　　他说："我有种能死在爱情里的魄力，即使知道明天你会离开，昨天的我，也还是会选择毫不犹豫地遇见你。"

　　他的两段感情，都以被对方甩掉而告终。

　　2010 年的夏末秋初，受伤先生在朋友的饭局上认识初恋，对方是广州人，长着一双特做作的丹凤眼，抱着一盒甜甜圈坐在最里面的位置。那晚他们没说上几句话，仅仅靠上厕所借过的空当儿眼神交流了几次。

不知道是朋友有意撮合还是无心插柳，接下来的几天，看电影、玩桌游、唱歌，几乎每个局那个女生都会出现，而且每次都会拎着一盒甜甜圈。他们相遇的第四天，受伤先生借着酒劲儿主动调侃她："为什么每次都带着甜甜圈？"对方说："喜欢啊。""那你喜欢什么样的人啊？"受伤先生知道自己醉了。"感觉对了就好。"对方答。"那什么才是感觉对了呢？"女生愣了一下，然后拍了拍甜甜圈的包装盒，只是笑着，沉默不语。

那次之后，受伤先生好像尝到了初恋的甜头，于是更加肆无忌惮地找朋友要了她的号码，开始一段刺激又甜蜜的"攻击"。他会大晚上溜到女生的住处只为送一杯酸奶；吃麻辣锅会考虑到女生的口味，贴心地微辣、中辣、超辣每种都来一份；到了酒吧更是在女生面前变成挡酒铁金刚，一边吐一边吵着卖玫瑰的妹妹来一枝花送给她。

他简单粗暴地对一个人好，认为对方就会简单粗暴地爱着他。

说也惭愧，最后他们还真简单粗暴地在一起了。简单是因为女生回了广州工作，他们硬生生变成异地恋，每天维持着基本的电话和短信；粗暴是因为女生总是以"每次当我半夜醒来，发现自己是一个人就会觉得特别难过"为理由使两人一次次陷入战争。

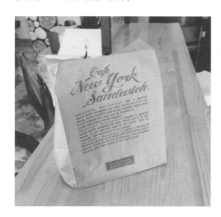
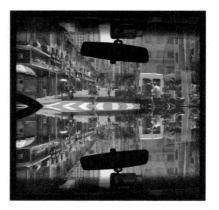

受伤先生习惯哄着她，用微笑化解对方的抱怨，背后却在一步步实现自己的小计划。说起来，受伤先生也算半个富二代，父母是本地某豆浆机品牌的西南代理，自然从小到大就没吃过什么苦头，毕业后这一年，工作也很稳定，所以当他提出要辞职去广州发展时，妈妈还一度接受不了跟他怄气。

当然谁也阻挡不了他降落广州白云机场的决心。他没跟女生说，偷拎着笨重的行李箱去她租的房子给她惊喜。按下门铃后，里面传来打闹的男女声，他愣住了，安慰自己，生活没那么多狗血的剧情，于是捏紧行李箱的手柄又按了门铃。直到听见喊着"老公快去开门呀"的熟悉女声时，他才仓皇抱着行李箱逃到楼上。门开了，是个很帅的男孩子，只见他四处看了看，然后把门合上了。

受伤先生坐在楼梯上，抹好发胶的头发被抓得凌乱。他恍然大悟，当初她拍着甜甜圈包装盒的意义，原来是不断寻找最好的人陪在她身边的谜底。

回家之后他不顾爸妈的问询，把自己锁在屋里，手机屏幕亮着，画面停在女孩的通讯录上，却没忍心拨出去。后来，就一直没拨出去。

第一段感情结束后，受伤先生并没有因此而消沉，而是很快全身心投入到工作中，不过半年多的时间，就从小组长升职为主管。英语专业的他还跟几个朋友合伙开了个小型培训班，给初中孩子当家教，《中国合伙人》上映的时候，我开玩笑说他这势头是要超越新东方的节奏啊。

事业生活一切顺利，他对爱情又有点儿念想了。

认识第二个女友的时候，他刚在市中心买了自己的房子，自己拿了三十万，父母给了剩下的一大半。那个女生是微博上的红人，面容清丽，不食人间烟火的样子。别的女生都还在微博上"哈哈哈"和"老娘"，她却穿着一身白色流苏裙写着毛笔字；别的女生都努力放自己各种瘦脸美肤的自拍，她却不停地拍山水马驹。受伤先生以一个纯粉丝的心态在下面回了句评论，结果那女神回复了，因为受伤先生的评论是用英文写的，女神说她对英语好的男生没有抵抗力。

受伤先生和她的第一次碰面，是在市中心一家高档的日料店里。落入凡间的女神失掉了那种超凡脱俗，只是一个普通的漂亮姑娘，举手投足间看得出有些恃宠而骄。席间聊到她最想去的地方是纽约，这跟她在微博里分享的旅行地全然不同。女生说，微博让大家看到的，只是她想让别人看到的自己而已，其实真正的自己是一团火。

那团火后来越烧越大。

女生没有固定工作，靠接一些微博广告赚钱，跟受伤先生确定了恋爱关系

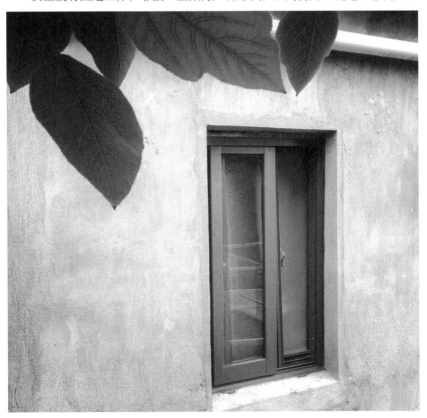

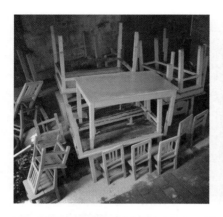
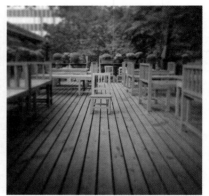

后，便直接搬到了他新买的房子里，每天养尊处优得像个公主。她脾气很怪，每天要把衣柜里的衣服都摆在床上，试不出一身好看的她就会生一天的气，所以受伤先生就只能不停地给她买新衣服。晚上吃饭要么在家点外卖，只要出门了绝对不去人多的餐厅，因为她说自己有偶像包袱。受伤先生去上海出差想带着她，她也会以"远离装 × 城市"为借口拒绝，但她却又矛盾地向往纽约。

两人磕磕绊绊在一起快一年，有一天，女生突然提出她想去美国进修，朋友联系好了学校，只要托福通过就行。她不愿受伤先生教他，非要去最贵的英语机构上小班课。受伤先生硬着头皮花了钱，结果几个月后第一次考试，女生收到成绩单就放弃了，她说还是先去美国学一年语言吧。走到这一步，两人彻底因为钱谈崩了。女生拿不出积蓄，只能找受伤先生要，他向她解释，自己的钱全部拿来买了房子，但女生不顾，天生自傲的脾气让她丢出一句"你爸妈不是有钱吗，找他们要啊"，也是这句话，让这段荒诞的爱情开始迈向终结。

受伤先生搬出去睡了一个月的酒店，等到再回自己家时，发现家里像刚被洗劫过一样，卧室里高档的化妆品和衣服全被清空了，连新买的电视也被搬走了。看着眼前一片狼藉，受伤先生给了自己一耳光，然后边笑边哭了出来。

直到现在他偶尔还是会去看那个女生的微博，她全然没提出国的事，仍然

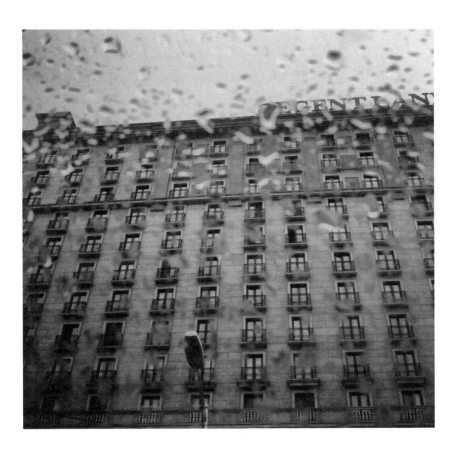

游荡在山林绿水间，像个弱势又懵懂的神明。只是他一眼便能看穿，这些粉饰背后的真相。

有时候不要对自己太有信心，有些人早就看尽了你的心思，只是不忍拆穿罢了。

毕业后这一年多，我在北京一切都好，受伤先生偶尔也会北上跟我叙叙旧，聊聊近况，两段感情后他似乎成熟了很多，但奇怪的是，他非常愿意把他的情史分享给别人，神色安稳的样子好像这些事跟他无关。他说："以前这些伤都藏着，生怕别人看见，但后来想想，有人分享也好，提醒自己不能忘，在那几年，做过的傻事。"痛过总归是好的，至少今后不会再病了。

后来听他说，第一个广州的女友，跟那个有钱的帅哥结了婚，但男方出轨无数次，其间还找过他试图复合。至于那个微博上的女神，我从朋友那里得知，她签了个影视公司，却得罪了女老板被无限期雪藏。你看啊，伤害其实都是互相的，不要以为谁可以自得其所，当初你让谁受了伤结了疤，在平行时空里你应该也受到过大大小小的惩罚。

受伤先生说："过去没那么差。"

我想了想，那些伤害他的人也是这样觉得吧。

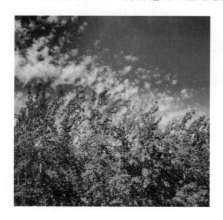

Chapter 6.
End

Chapter 7.

爱情里的蝴蝶效应

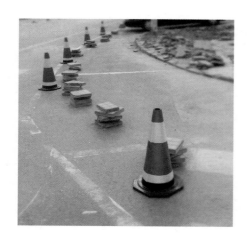

都说男女的恋爱周期是不同的，女人可以通过时间的积累让感情越发深厚，而男人的感情则会随着时间慢慢减少。但其实所有男女的恋爱终点，都会落在一个爱得少但是爱得久的亲情上，谁都想牵一只手，爱一个人，走一条路。

你一定设想过无数个你与未来那位相遇的场景，你在众多男神女神身上勾勒自己心中的理想伴侣，却总是在每一个独处的夜晚，每一次看见别人牵手拥抱的时候，感叹未来的那个人怎么还是杳无音信。

如何在对的时刻，让我遇见你。

我有一个化妆师朋友，平生奇葩经历无数，每次约我喝下午茶我都能从他身上挖来一堆八卦和奇闻囧事，以至于每每跟他吃一顿饭，我的三观就要被重置一次。前几天他兴冲冲把我拉到金鼎轩，我以为他会告诉我李亚鹏和王菲离婚的真相，结果他先仨流沙包下肚，然后郑重其事地说他上周经历了一场堪比《死神来了》的车祸。

　　他问我："你想听顺叙版还是倒叙版？"我选顺叙版，他说："好，那我就讲倒叙版吧。"

　　你妹的。

　　上周他跟一朋友从北边收工回家，在高速路上刹车突然有些失灵，朋友刚买的车也没开多久，多多少少还有点儿手生，猛踩了几次刹车见它不听使唤，于是脑袋瞬间断电，硬生生踩了一脚油门下去。也就在这个时候，前面停着一辆路虎，一男一女在后备厢找东西，好在男生反应快，等化妆师他们的车撞上来的时候，他把女生推到路边，自己则跳上了后备厢。

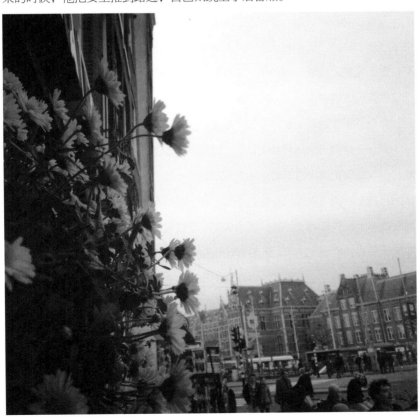

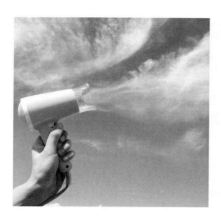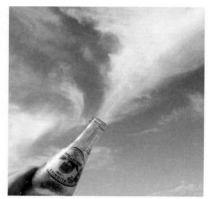

　　万幸的是最后只是车受了伤，但几个人都被吓得不轻，化妆师和他朋友低声下气连忙认错。那一对男女倒是非常和善，大概了解了情况之后居然还聊开了。出于礼貌，化妆师向他们要了微信号，方便日后有需要时联络。然后故事到这里就应该结束了。

　　看似不了了之的结束，其实才是开始。

　　有一天路虎男给化妆师发微信，说要约见面亲自答谢他。起初还摸不着头脑的化妆师看见路虎男牵着上次车祸的那个女生落座，他才似乎明白了什么。路虎男是个没勇气先生，女生是个装矜持小姐，两人其实是相交甚好的朋友，喜欢谈不上，只是略有好感。因为那场车祸让彼此看对了眼，原来没勇气先生在危难关头其实勇气满满，而装矜持小姐也终于大方地报以关心。如同在常吃的绿茶冰激凌里突然吃到了一口巧克力，两人在朋友的默契上建了一层牢靠的恋爱关系。

　　被一口一个"红娘"叫着，化妆师又想骂人又羞涩傲娇。但这还不是故事的高潮。

　　车祸那天，没勇气先生和装矜持小姐同几个友人在郊外露营，结束后微醺的朋友们为了撮合没勇气先生和装矜持小姐，乖乖地挤上一辆出租，让他俩独

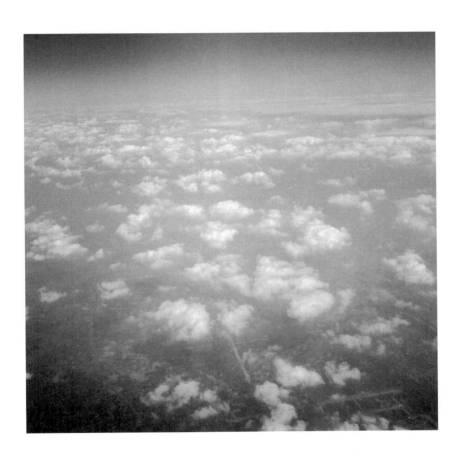

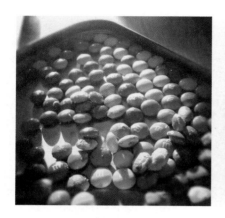
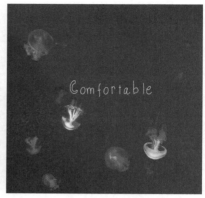

处。坐在副驾上的装矜持小姐一上车就睡着了，没勇气先生借着余光看着她，心里比蜜饯还甜，又踏实又满足。

两个人其实都在期待爱情。

没勇气先生是一家电视台的主持人，两年前跟一个十八线小艺人谈了场三个月的恋爱，当他还沉溺在臆想的爱情世界里时，对方已经同时跟四五个帅哥说"我爱你"了，这种背叛不是给他戴了绿帽子，而是向全世界讲了个笑话。于是他这两年从一个悲情小哥瞬间成长为正能量大使，把大爱洒向人间，自己也就再无人可恋，非常可怜。

装矜持小姐在出版社做编辑，在她人生最矫情的大学时代喜欢上一个空少，因飞不上他那片天空最后无疾而终，而后越发地为赋新词强说愁，强迫到写博客必须配上一首苦到不行的情歌当 background（背景）。她说喜欢不上别人，是因为心里还装着一个不可能的人，就算喜欢了，也只是找了一个很像他的人而已。现代人总是把一段明明可以掐着边角丢掉的感情视作此生的轰轰烈烈，反正就是作死的节奏。

没勇气先生害怕再被伤，治愈了所有人却没勇气治愈自己。装矜持小姐觉得自己本就是孤独的，但其实比谁都需要拥抱。两人相遇后，唯一产生的化学反应就是装矜持小姐被没勇气先生治愈了，但两人始终都没有因为长久的陪伴而变成恋人。

都说男女的恋爱周期是不同的，女人可以通过时间的积累让感情越发深厚，而男人的感情则会随着时间慢慢减少。但其实所有男女的恋爱终点，都会落在一个爱得少但是爱得久的亲情上，谁都想牵一只手，爱一个人，走一条路。

没勇气先生开着车，思维已经不受控地开始掂量起自己的分寸情感。

手机响了，来电人是刚才分别的朋友，他们在回家的高速上出了车祸，出租车车胎爆了直接撞到路边的护栏上，好在人都没受伤，只是有俩哥们儿酒劲儿上来了一直嚷嚷着回家。挂上电话，没勇气先生在路口一个利索的掉头，直接杀向高速。

找到路边的出租车后，没勇气先生和装矜持小姐一起去后备厢拿矿泉水，结果被身后撞向他们的车吓破了胆。

那辆车上，就坐着化妆师和他的朋友。

化妆师的故事讲完了。

所以在那个晚上，因为几位小伙伴的车祸，没勇气先生和装矜持小姐才出现在了那条高速路上，也才会被我的化妆师朋友撞上，最后促成这段姻缘。

但其实好的爱情都是有准备的。

总是有很多人抱怨，为什么还没和爱情相遇。原因不外乎两个：我们遇见喜欢的人以后，就像一个得了绝症的患者，头重脚轻，对方的一字一句都诛心，可你就是走不进他的世界，花了很多气力在不属于你的人身上，反而对周遭向你靠近的人熟视无睹；有的人则是用"如果你不能接受最差的我，那你也不配拥有最好的我"的原则来给爱情下了个严苛的定义，执拗地保持现状妄想一个最好的人降临，但真爱也只能给你一个渺茫的概率。孔雀都知道要开屏呢，为什么不先改掉错的自己，再去奢求遇见对的人呢。

没勇气先生承受的背叛和装矜持小姐自酿的孤单其实已经让他们对爱情有了更深层次的理解，才让两人成为朋友之后能迅速地交心成为知己。你不能说他们的爱情是突如其来的，而是他们已经累积了足够相爱的运气。

化妆师朋友把自己当红娘的经历到处向人炫耀，均会以"这是一个堪比《死神来了》的真实故事……"作为开场。我真不想拆穿他，这明明是《蝴蝶效应》好吗？！

任何事物发展均存在定数与变数，事物在发展过程中其发展轨迹有规律可循，同时也存在不可测的"变数"。我们都在寻找爱的过程中不断重新认识自己，不管幸运时、失望时、高潮时、低谷时，总要先爱自己才能学会爱别人，总要相信爱情才会和爱情相遇。很多年前你放走的那只蝴蝶，或许轻轻扇动翅膀，就激起了未来属于你的那一整片海洋。

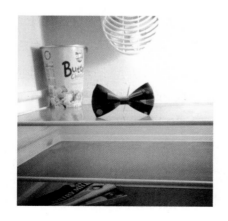

Chapter 7.
End

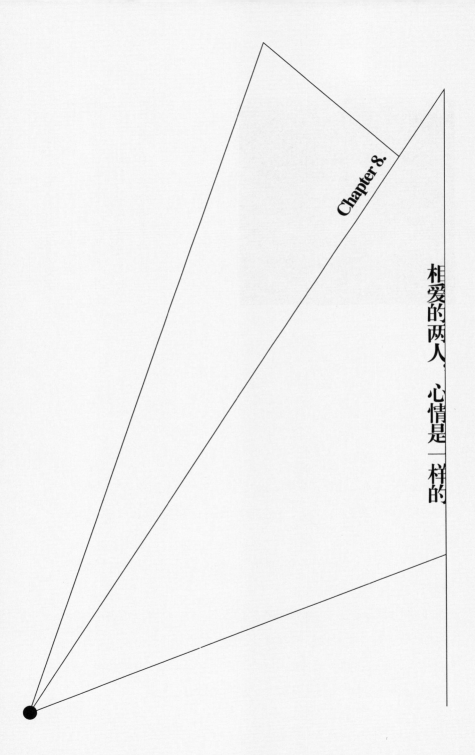

Chapter 8.

相爱的两人，心情是一样的

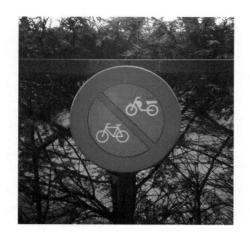

异地恋有一个很大的好处，就是有足够的时间做自己的事。与其迷茫，不如为他奋斗。你不断让自己变得更好，下一次见面的时候，他一定会更爱你，而你们，一定能更成熟地去给这段恋情做长久的规划，最终跨越距离走在一起。

异地恋永远是一个让人无限唏嘘的恋爱方式。距离很多时候带给两人的不是恰到好处的私人空间，而是思念的折磨。所以很多人都说，不要轻易尝试异地恋。

难受小姐说："异地恋最难受的地方，应该是对方给你的拥抱只能是一个表情吧。"

难受小姐在北京做淘宝模特，男友是广州的摄影师，两人在微博上认识后一拍即合。合到什么程度呢，比如难受小姐很喜欢讲冷笑话，男方就真心配合每次必笑；两人发的每条微博都一定要配图；工作的时候一定要放跟造型配搭的音乐；每天必须擦一遍卧室地板，以及他们俩都是处女座。

那个时候，处女座还不是人类公敌，于是他们常以自己的事儿逼性格为荣，爱得非常外露。难受小姐掌握了男友的作息规律，到了时间就知道男友该起床了，然后屁颠屁颠地给他发微信打电话；吃饭的时候就你拍一张我拍一张展示今天吃什么，尽管我非常不理解两人隔三岔五都叫 KFC（肯德基）外卖有什么好分享的；男友喜欢看美剧，难受小姐就开着视频看他；两人能从早上睁开眼一直闲聊到晚上闭上眼，都是些鸡毛蒜皮的小事。

三个月过去，这段异地恋情热度不减反增。

男友喊难受小姐小盆友（小朋友），然后说自己是老家伙，于是两人第一次见面定在了六一儿童节，男方北上，在欢乐谷疯了一天。他们吃了彩色的棉花糖，坐了摩天轮，买了氢气球大摇大摆地在孩子堆儿里挤。难受小姐一点儿也没觉得自己二十四岁的高龄有哪儿不合适，非常乐在其中。

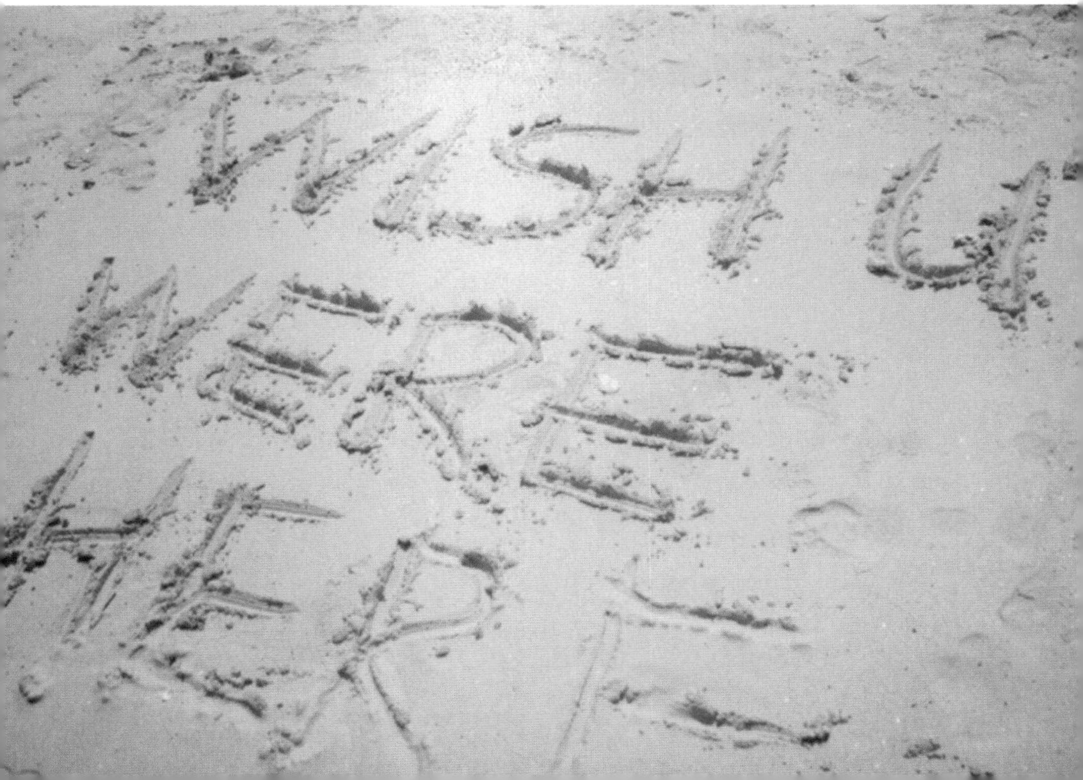
WISH U
WERE
HERE

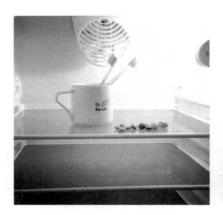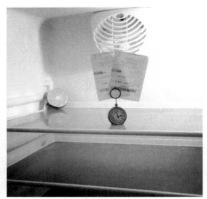

晚上他们睡在一张床上，难受小姐在又想满足肉欲又想检验真爱的矛盾中哼唧了一晚，有好几次她都想把柜子里闺密开玩笑送的避孕套甩男方身上。重点是男方非常识趣，保持侧卧一觉到天亮。

后来，男方经朋友介绍开始拍时尚杂志，工作慢慢就多了起来，两人联系的时间就少了。有时虽然会斗嘴，但总能乐呵呵地和好。在某次争吵中，他们突然决定了一场说走就走的旅行。

目的地西塘，清明时节雨纷纷，两人窝在客栈里哪儿都没去，在镇上的第三个晚上，他们正式拥有了彼此。隔天，两人好像都年轻了十岁，买了五月天演唱会的门票当了一回粉丝。那晚，他们牵着手，互相给对方贴"5"字的脸贴，跟着阿信一起唱，知足。

这半年多，难受小姐知道他什么时候睡觉什么时候醒来，知道他今天吃什么，能揣度出他心情为什么不好，他们作为异地恋模范情侣创造了太多回忆。只是有一天难受小姐突然发现，一起做过那些本是情侣间一起做的事的那个人，没有继续跟她在一起。

他们分手了。

在难受小姐潜意识里，她跟男友上床之后才算是爱情真正的开始。这就激

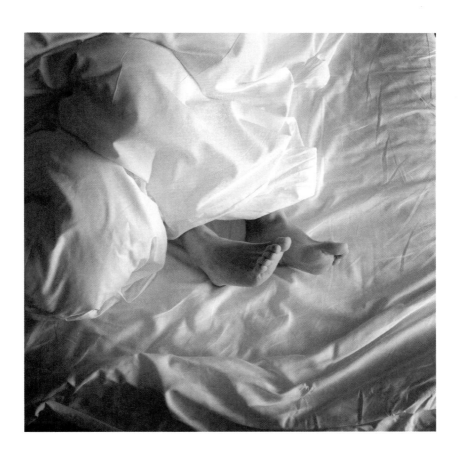

发了一个普通女人对于陪伴的需要，她开始不满足于电话、微信联系，她会因为只能看着显示器上的男友却触不到他而陷入伤心。但与之成反比的，是男方事业的急速上升，他的恋爱观越来越趋向平和，他说："我所渴望的感情，是平淡如水却亘古长流的。"

爱情里最怕两人不在一个高度处理问题，你想如何回家，他却考虑去哪里消遣。

连推了几天的工作，难受小姐每晚都泡在酒吧里，她尽量保持清醒，因为想听清楚邻桌情侣的对话，试图从别人身上找到自己还没失去爱情的蛛丝马迹。但结果却是徒劳，往往听得多了自己也就更伤怀。

有一次她终于醉了，给我打电话哭得梨花带雨，她自顾自地嚷："两个人在一起时间久了，就会慢慢习惯有彼此的生活，当初跟他在一起的时候，我就是最好的我吧，因为感觉为他做的每件事都很有意义。可是我们分开以后，我的习惯却没有因为我们的分开就消失不见，比如 到了某个时间段，身体里的生物钟会本能地告诉我该找他了，即便心里明明很清楚已经不能找了。看到他不喜欢吃的食物，就能想到他皱眉的样子，还会忍不住笑出来；看到他喜欢的美剧更新了还是会追着看；音乐列表里都是他喜欢的音乐；分开以后，聊天记录一直舍不得删，只要是关于他的就好想都保留得好好的。

"可是这又有什么用呢，他已经离开我了。那些誓言最终失言，没有了新鲜感，过不了磨合期， 最终走向了灭亡。我好不甘心，还是放不下，觉得还是喜欢他。大片的恍惚，想哭，我变得好矫情，可是我就是没办法控制自己，我好想他。"

后来她还说了很多，但言语模糊都听不太清了，我只知道她很难过。

所有人都说，不要轻易尝试异地恋，但爱情来了，我们谁也不会眼睁睁看它溜走。

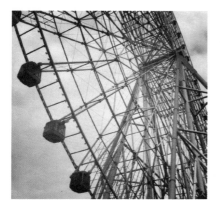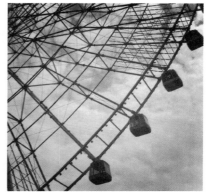

恋爱中的人既是最聪明的也是最傻的。最聪明在于知道恋爱关系就是互相给予，最傻在于给的东西其实都不是对方想要的。

平淡如水的爱情是要有前提的，异地恋人见不到面，只能通过媒介来沟通和培养感情，绝对的信任也需要过程。一个人想念你、喜欢你，但她不能随时来见你，所以只有把话摊开了说，把想法及时传达给你才能弥补不能见面的尴尬。如果连这样的相处都减少，那就意味着不沟通、不交流，最后只会形成猜忌和疑虑。工作永远都不是借口，时间是自己支配的，总能留出一部分给恋人，否则对方凭什么不去找一个身边的人爱她疼她，而苦苦煎熬变成一个你不劳而获妄求长久的伴侣呢？！

但反过来，你很爱一个人的时候，能足够相信那个人吗？曾经在网上看到过一句话：安静的等待是一个人难得的美德。我觉得异地恋很受用。在对方忙碌，为稳固恋爱关系增添砖瓦的时候，要经得住寂寞。爱对方的同时，多爱自己一点儿。异地恋有一个很大的好处，就是有足够的时间做自己的事。与其迷茫，不如为他奋斗。你不断让自己变得更好，下一次见面的时候，他一定会更爱你，而你们，一定能更成熟地去给这段恋情做长久的规划，最终跨越距离走在一起。

难受小姐和她男友，前者主动闯入对方的世界，后者更愿意沉浸在自己的世界，但不代表谁爱得多一些谁爱得少一些，真正相爱的两个人，爱对方的心情是一样的。

他们互加了微信后，难受小姐跟他的第一次聊天就讲了条冷笑话，他一连回复了好长一串哈哈哈。后来难受小姐在跟我回忆起这段恋情时，原以为自己会记住一点一滴，可后来怎么也想不起当时那个笑话。

她固执地说："或许是潜意识让我忘了关于他的一切吧，但我知道他一定记得很清楚。"

但愿谁都别忘了那个笑话。

愿所有异地恋人，亘古长流，终会交融。

Chapter 8.
End

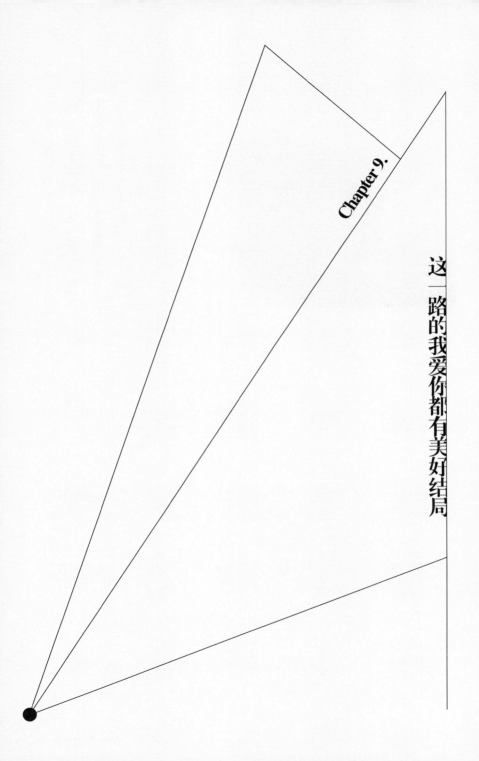

Chapter 9.

这一路的我爱你都有美好结局

KEEP
CALM
AND
HAVE
FUN
KEEP
CALM
AND
LOVE
TV

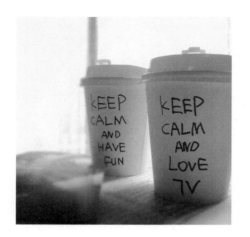

每一段爱情故事里，都会有一百个死心的瞬间，有一百个想要放弃的瞬间，有一百个被刺痛的瞬间，有一百个强忍不哭的瞬间，但都抵不过几千几万次想要拥抱对方的瞬间。

爱情里的过错，都是双方各执一词，给了对方不需要的需要抑或是把伤害强行施加给对方，自己自得其所。爱情也有错过，大多是不够勇敢，学不会尝试，坚持了不该坚持的，放弃了不该放弃的。

勇敢小姐有一种魄力，她看上的人、要走的路，没有顾忌，不在乎后果。她说："最坏的结果就是死，既然死不了，还有什么好犹豫。"

勇敢小姐是东北姑娘，典型白羊座，人群里嗓音最大，且永远冲在最前面。朋友们用四个字完美诠释了她的性格——原始兽性。

她在北京上的大学，刚进校就因为大嗓门儿抢走了学姐的主持人位置，成了文艺骨干。当室友还在适应高中到大学的过渡期时，她已经每天忙碌在各种外联、会演和考证中了。仅靠几次艺术节，她就以让人瞠目结舌的浮夸主持风格赢得了享誉全校的知名度，同学们亲切地在她乳名后面加了个"哥"字，彰显其屹立不倒的江湖地位。

大二的联谊会上，勇敢小姐对一个男生一见钟情，以至于整晚都异常亢奋，感觉自己一举一动都映在别人眼里，笑得格外欢脱。散会后一打听，人家已经有了女朋友，而且那个女友还是某选秀节目的二十强，走在大马路上都会被人堵着合影的那种。

勇敢小姐当然不以为意，还为此展开了疯狂的挖墙脚行动。因为那个女生跑商演时常不在校，她就每天准点出现在食堂，戳在男生旁边，还安排低年级的学弟盯着对面宿舍楼的一举一动，只要那个男生一出来，她就假装路过偶遇，

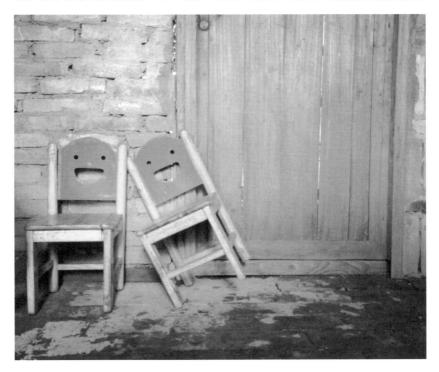

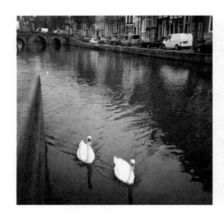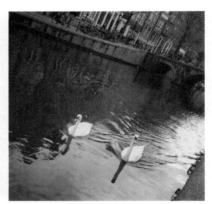

顺带打个招呼。要到他的手机号后，以打错为由接连拨了好几通电话，久而久之，两人就混熟了。

勇敢小姐不做拆人台、当小三的勾当，而是大大方方乘虚而入。在得知男生跟他女友渐行渐远后，白天在他空间里留"心灵鸡汤"，晚上去图书馆围追堵截。故事的高潮是男生的女友跟圈内的男演员好上了，平安夜当晚，两人在首都机场准备飞往泰国度假时，被男生逮个正着。最后当然只有男生痛了心，因为由始至终，他都被两个助理大汉挡着，眼睁睁看着女友翻着白眼压低了帽檐跟男演员一前一后进了头等舱的安检通道。

那一刻，男生的世界熄了灯，经受着周遭旅客的指指点点，像个落单的孩子般踱步走出机场。门外，裹着红色大衣外加绿色围巾，像一棵圣诞树一样的勇敢小姐，正端着两杯热奶茶微笑地看着他。

于是他们顺理成章地在一起了。

毕业后男生去了一家日企，勇敢小姐在新闻频道做主播，你侬我侬得每天都跟刚恋爱一样。勇敢小姐的兽性在男生那里退化成一只野猫，恨不得随时随地都长在对方身上，无事撩逗一下，恩爱程度让两人成了众人皆知的情侣楷模。

男生经常日本、北京两地跑，勇敢小姐也无半点儿怨言，只要对方要做什么提前给她报备，晚上及时发来晚安信息，知道他的行踪就好，所以"出轨"或者"出柜"这种关键词在勇敢小姐的三观里根本不存在。

即便后来男生一走一个多月，她也稳如泰山地在家里候着他。在他回来前一天，连敷了半个月面膜的勇敢小姐顶着一脸"油田"去购置新衣，忍痛刷了几笔大单，心满意足地拎着大小包去满记吃甜品。路过她一直舍不得吃的高档西餐厅前，她看见自己的男朋友跟一个女生在靠窗的位子上吃饭。

她默默拨通了男生的电话，听嘟嘟声已经回了国，接通后对方果然骗了她，跟电视剧的桥段一模一样。但她没有捂着嘴跑掉，而是大方进了那家餐厅，然后在他们旁边的位子坐下，男生看见她脸都绿了，一句话也不敢说。勇敢小姐摆出阔太太的架势把餐单上的牛排从头到尾点了个遍，服务生不肯下单，她就故意扯着嗓子大喊："什么意思啊你们，谁规定一人只能吃一份牛排啊？我吃着嘴里的想着外面的是我的自由！"然后故意撇过头朝男生那边反问道："你说是吧。"

最后服务生给她前前后后上了十份牛排。吃的时候，她故意阴阳怪气地一边唠叨一边把刀叉磕得砰砰响。女生有些不悦，便撒着娇拉着男生走了，这期间男生始终埋着头，全程用头顶对着勇敢小姐。

等到他们离开后，整个餐厅回归安静，听清音乐时，才觉得一切伤感到死。勇敢小姐嘴里包着一大口牛肉，吞不进去，干呕了一下，眼泪就全出来了。

男友出轨没有让勇敢小姐意志消沉，而是给了她追回真爱的动力，因为她无法说服自己，那个每天说想念说爱她的人，怎么会在顷刻间自我了断所有的缘分，转而投向一个跟他气质八竿子打不到一起的女人的怀抱。

跟踪过他们几次，掌握了男生的独处时间，勇敢小姐再一次乘虚而入，频繁出现在他新租的公寓、健身房，以及他公司楼下的星巴克，但都无济于事，男生这次对她避之唯恐不及，根本不给她单独坐下来聊聊的机会。

HAPPY
NEW YEAR
2013
Bangkok

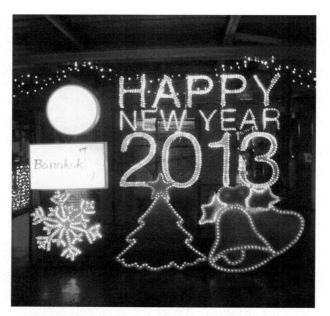

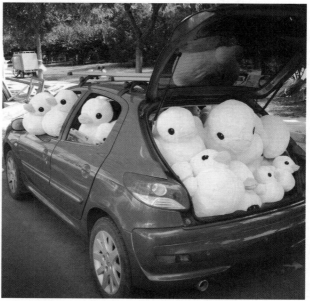

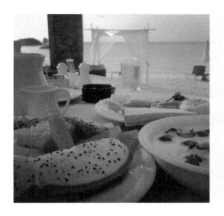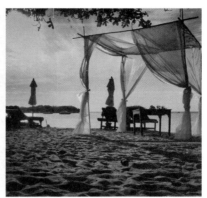

好像铁了心要彻底结束一样。

勇敢小姐仍不放弃，硬的来不了她就来软的。那个女生跳国标舞，喜欢穿长裙，一日只有早、中两餐，说话温柔，看人的时候眼睛都有光。猜测男生换了口味喜欢这种女神类型，于是勇敢小姐照葫芦画瓢报了国标舞的班，清空了衣柜里的铆钉豹纹，一天只吃一顿饭，饿得晚上睡不着在床上掐自己大腿。她还克制了嗓门儿，低八度跟别人交流，以至于再回电视台录节目时，被主编训说国家搞建设的大新闻报得跟奔丧一样。

两个月瘦了二十斤，勇敢小姐连走路都晃悠。把自己弄成四不像后，男生竟然依旧淡漠。可以说是用尽了浑身解数，可就是挽不回这段恋情。勇敢小姐照着镜子，开始彻底鄙视眼前这个怪物。

一个摄影师朋友见她状况不好，去她家问候，开门的勇敢小姐满脸是泪，她捂着心口痛哭。这大概是摄影师第一次见她哭得这么伤心，蹲下来连忙安慰她。只见她抽泣着从嘴里冒出四个字："老娘好饿。"

不是说她真的不伤心，不难过，只是她心里自觉还没到头，不愿意放弃罢了。勇敢小姐常说："人之所以会放弃，是因为只看见前方的路途遥远，而忘记了自己是坚持了多久才走到这里。"

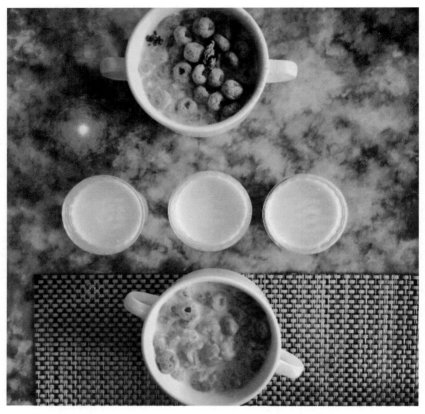

　　分手后的第四个月，圣诞节，北京提前下了雪。摄影师朋友组了一个名曰"丑媳妇终要见公婆"的局，带他偷偷交往了几个月的女友跟大家见面。等到女生一进来，勇敢小姐彻底傻了，因为她就是那个小三女神。

　　故事说到这里会有点儿狗血，但生活原本就几多矫情。女生说她是个话剧演员，男生是她的好友，因为男生的妈妈突然有一天站不稳，走路保持不了平衡，跟他过世的外公当初情况一模一样，才知道这是家族的遗传病。他不想某天肌肉萎缩瘫痪在床连累勇敢小姐，所以才选择用最笨的办法逃避。

　　勇敢小姐当晚就飞奔到男生的公寓，敲门对方不应，便站在大雪里不停喊男生的名字，直到惹来住户抗议，保安架着她往外赶时，男生才下了楼，满面愁容地把她拉回了家。

勇敢小姐一进家门就翻箱倒柜把他藏好的相爱证据一件一件搜出来，电影票、公仔、CD，直到翻到衣柜里那年平安夜她穿的红色大衣和绿围巾。两人泪眼相看，她边哭边说："如果你不喜欢我了，还留着这些干什么，如果你觉得骗我能让我们都好过一点儿，能不能想点儿好的理由啊，你以为演电影哪，你人还站着，那就抱我，站不稳了，我就抱你。多大点儿事啊！"

最后，他们又回归同居生活了。

医生说这个遗传病的基因有一半存在的可能性，是可以查出来的，只是要看当事人肯不肯。勇敢小姐说没必要，因为她根本不需要知道，爱情赶不走，时间也有限，与其长久折磨，不如过好现在最美的时光。

后来，男生背着勇敢小姐去查了基因。

诊断的结果他只给一个多年的好友说了，那个好友就是我。

听着他们的故事，梳理他们一路而来的爱情，结果好像并不重要了。因为每一段爱情故事里，都会有一百个死心的瞬间，有一百个想要放弃的瞬间，有一百个被刺痛的瞬间，有一百个强忍不哭的瞬间，但都抵不过几千几万次想要拥抱对方的瞬间。

在所有人都等着他们何时被现实打败的时候，勇敢小姐从未有任何放弃和犹豫的念头，她说："爱有多艰难，就有多灿烂。"

故事的结点并不会落在谁的离开上，因为我相信，这一路上的我爱你都有美好结局。

圣诞快乐。

Chapter 9.
End

Illustration · 插画 单身节

在遇见对的人之前，先成为最好的自己。单身不孤单。

在你想拥有一切
之前，
一定要知道，
身体最重要……

要有足的信心和耐心，
等待值得你
拥有的
人……

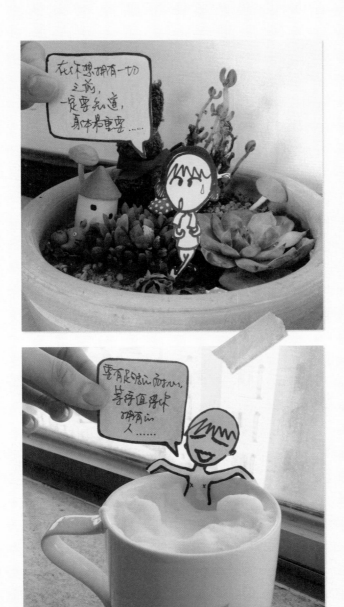

学会发现生活中的
美好之外，
除了爱情，还有很
多能让你幸福
的方法……

没有人能随时
随地帮你，
很多事，需要
自己来做……

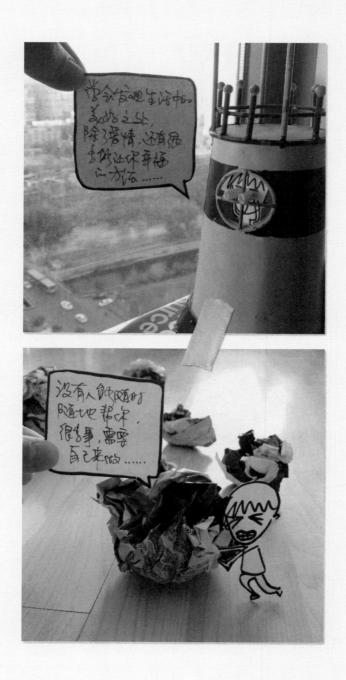

给喜欢自己的人一个机会，尝试改变是命运的开始……

只有让自己的外在更美好，才能给别人看见你内在的机会……

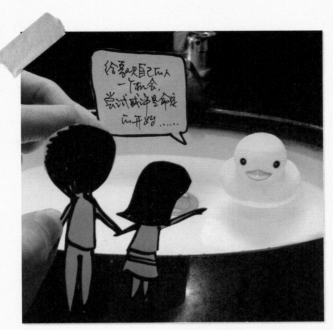

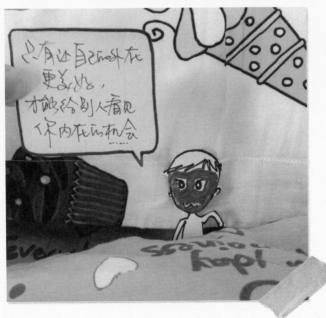

少看一些无病呻吟的悲情书，
多看一些拥有正能量的作品……
能鼓励你的人只有自己

相信爱的人，才能和爱相遇……

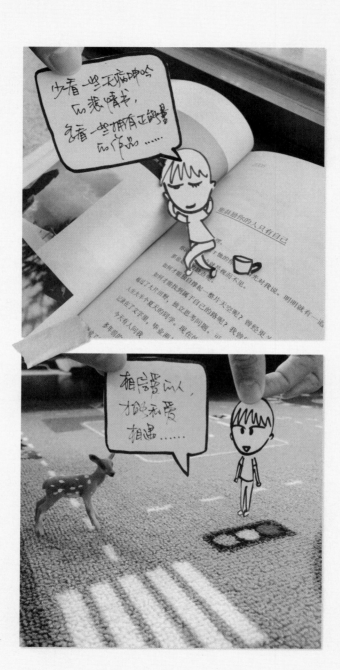

Chapter 10.

年少不再时，才敢怀念你

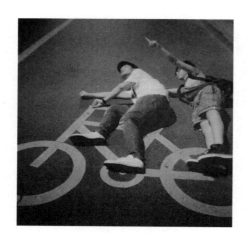

朋友是伞，下雨天才用，那等到下个梅雨季节，可能就找不到了。城市那么大，失去曾经并肩的人，会变得好孤单。

我们已经踏入成年人的世界，但有时却又不愿承认自己是大人，因为总想抓住过去的尾巴不放，但总要松开的啊，即使是不情愿，我们也要经历跟重要的人告别。

阿豪是个富二代。

我十二岁刚遇见他的时候还不懂这个词，只知道他可以一夜之间变出很多我们要吃上半年才能凑齐的奇多英雄卡；过不了几天就会换一个新的书包。那个时候，我经常跟他混在一起，能深刻体会《无极》里的那句台词——跟着他，有肉吃。

当时我是个胖子，但是虚胖，没什么力气不说还隔三岔五地生病，几乎每个月都要打一次点滴。最痛苦的是护士找不到我手背上的血管，所以每次都一针一针从手上扎到脚上。但我又喜欢生病，因为阿豪放学一定会来病房给我玩他的 GBA（掌上游戏机）。

　　因为胖，所以运动会是噩梦，当时每个人必须报一个项目，阿豪就鼓动班主任让我丢铅球，结果比赛那天我闪了腰，落下童年阴影，每逢运动会都腰痛。我当时写作文特快，质量也高，后来找到了用武之地，在运动会的时候当通讯员，写一百多字的广播稿。阿豪参加长跑和跳远赢了一堆礼品和奖状，为了不输他，我一个人写了几百篇稿子，最后拿了年级的积极奖。上台领奖的时候，不忘给他使眼色瞎嘚瑟。每次说到这儿，他都会酸我："那么早就开始写微博了，怪不得现在编段子手到擒来，看来是练出来的。"

　　我第一次被阿豪领去网吧是在初二，当时就快吓尿了，觉得未成年人进网

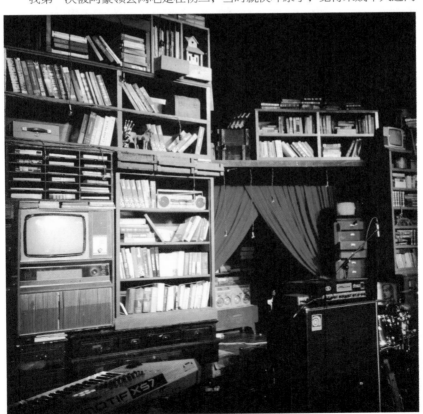

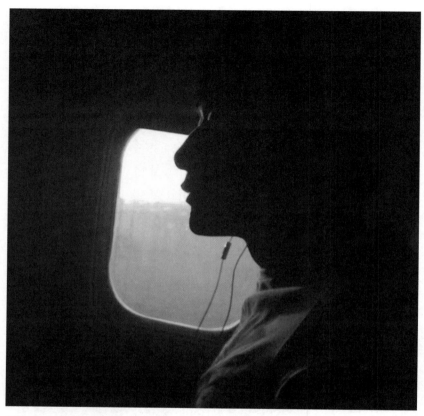

吧就跟下地狱一样。但当我跟他玩人生中第一款网游的时候，又觉得自己身处天堂。毋庸置疑，我变成了网瘾少年，上课下课都跟他泡在一起讨论游戏。当时我没钱买点卡，他就一下甩给我几十张。他的装备都是花钱买的顶级，我就常常偷开他的号把装备换上去打怪。后来他买了限量坐骑，全服都没几只，我一上线就吵着跟他组队，感觉走在路上，所有玩家都是羡慕嫉妒恨，自己脸上跟贴了金箔一样亮堂。

网游一直玩到高三，意识到升学压力之后，我才重新啃书，于是整个高三都没怎么搭理阿豪。不过他那时候初恋，跟他们班班花腻在一起，也没时间招呼我。高考成绩下来那天，我去找他，我想当然地以为他可以靠家里的钱去最好的大学，但他告诉我他要转校复读了，因为他想考艺术，于是我们的人生轨迹第一次产生分叉，尽管后来我才知道，他是为了追随那个班花。

我们被时间牵着，恍然有一天发现当时歪着头幻想到不了的地方，已经被自己甩在身后，才意识到，长大真的是一夜之间的事。

大学毕业后我来了北京，阿豪还在浙传读大四，听说他的班花早在三年前就跟他分了手，然后他就一直空窗。

那年所有人都等着末日，我跟他开玩笑："哪怕你再忙也要抽时间来看看

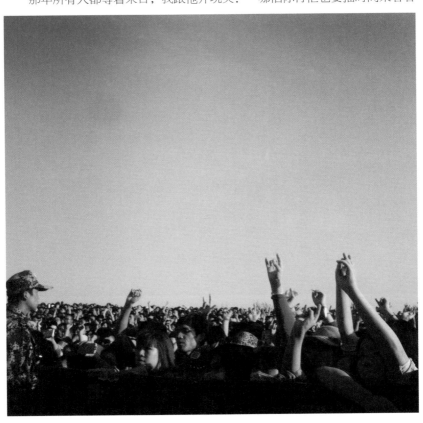

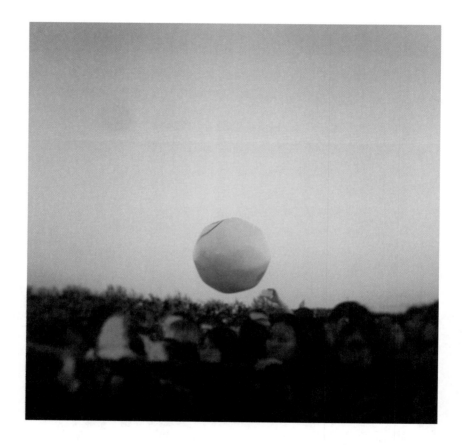

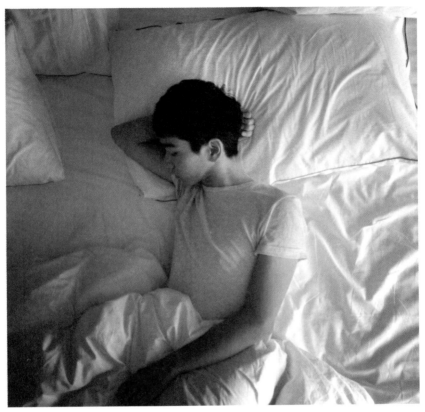

我，否则等我们都成了灰烬，在宇宙里可碰不上面。"后来他真的来了北京，而且在双井租了套房，请我搬过去住。一打开家门我就震惊了，超大的家庭影院，欧式沙发，满墙都是我最喜欢的绿。我呛他："我×，你不会是喜欢我吧！"他十个白眼翻过来，说："老子要考雅思，过来上课的。"

那个时候，"出国"这个词语从他嘴里说出并不奇怪，只是总觉得还是很久远的事。

跟他住在一起后，我的生活提升了好几个档次。他办了两张 VIP 健身卡，他跑步增肌，我就在对面蒸桑拿。他到了北京疯狂冒痘，于是买了一堆大牌护肤品，洗手台上摆一排，我每天用都不重样。我当时追美剧，他没事就喜欢跟我凑一块，然后总把焦点放在演员的动作和表情上，最后无论什么题材都会变成一部喜剧片。

好景不长，阿豪这个"土豪交际花"，来北京短短几个月就认识了一堆朋友，常在我们家办趴体（派对），一来因为阿豪会买一堆吃的喝的孝敬大家，二来不用客气随便胡闹因为第二天会有阿姨打扫。从桌游趴到家庭 KTV，最后直接变成打牌趴，我们喜欢玩干瞪眼，起初就一张牌一角钱图个乐子，自从阿豪加入以后，一张牌升值到几块钱，看着自己一千多块血汗钱在牌桌上来回的时候，我非常想离开这个家。

末日当天，我们去酒吧庆祝，几个人找准时机想撮合阿豪和一个女生朋友，于是玩起用嘴撕纸的游戏，但好巧不巧偏偏都是我跟阿豪亲得最欢。那晚我们所有人都醉了，原本朋友安排让阿豪跟那个女生去酒店睡的，但我当时已经不省人事非嚷嚷着阿豪带我回家，后来变成了我、阿豪和那个女生挤在一张床上。半夜我被尿涨醒，刚想起身，就听到旁边阿豪和女生在接吻，吧唧吧唧的，我愣是气都不敢出憋到睡着。

第二天一早趁女生去洗澡的时候，我不怀好意地开他玩笑，他却不以为意，告诉我不会跟她怎样的。我说："你就那么不想找女友啊？"他挠挠头说："没必要啊，反正明年都要走了。"

末日没来，但从那一刻开始，我觉得时间好像开始追我们了。

去年三月份，他第一次考雅思，结果第二天的口语直接睡过了头，他回来安慰自己反正也没准备好。我就抱有侥幸心理对他说那就再学几年，陪我几年。他笑笑："我本科的学校都选好了，就等着我雅思成绩呢，今年必须走。"那一刻，我有些失落，我说："你有的是钱，不像我们，永远被钱绊着，如果你飞走了，应该就不会再想要回头看了吧？"

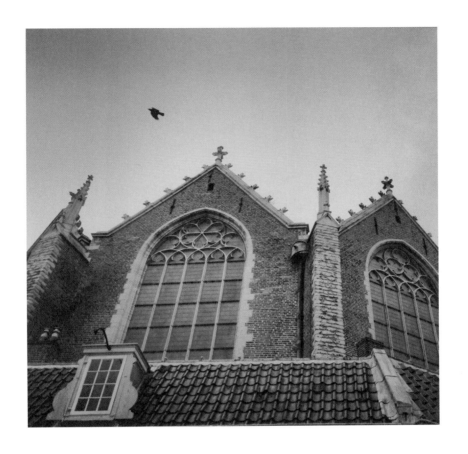

　　他埋着头玩手机，没有回我的话。

　　后来第二次考试，他运气好到听力和阅读几乎全是背过的"机经"，然后时间再一推，他连去英国的机票也买好了。走之前刚好是他二十二岁的生日，几个最重要的朋友陪着他，游戏玩着玩着，大家就哭了，平时没见阿豪流过泪，但他哭得最惨。我举着麦克风大吼："出国读书这么好的事，有什么好哭的啊！"他们看着我干涩涩的眼睛，肯定觉得我根本不在意阿豪吧。

　　我没有理会他们，蜷在液晶屏前默默点了歌，林俊杰的《翅膀》。想起当

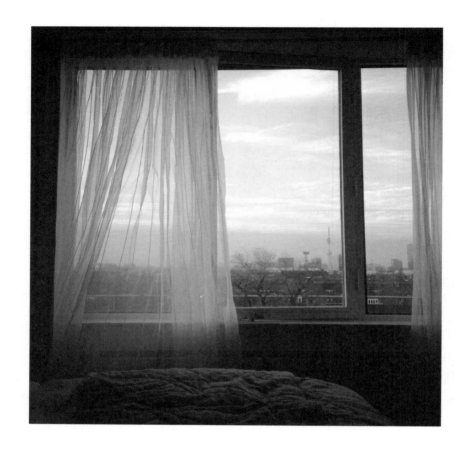

时班上喜欢 JJ（林俊杰）和 JAY（周杰伦）的是死对头，男生都嘲笑 JJ 的声音像个女的，我作为 JJ 的死忠，自然也被连累。每次跟那些人打起来，都是阿豪先挥拳过去，事后他说："我就见不得别人欺负你。"

用你给我的翅膀飞 我感觉已够安慰 乌云也不再多 我们也不为谁掉眼泪

我边唱边抠自己的脸，因为不想让别人看见眼泪掉了出来。

如果有什么话想对阿豪说，"不想让你走"可能就是唯一一句吧。

英国比我们晚八小时，我经常起床的时候看见阿豪在朋友圈说晚安，加上

79·YA·48

Travelex

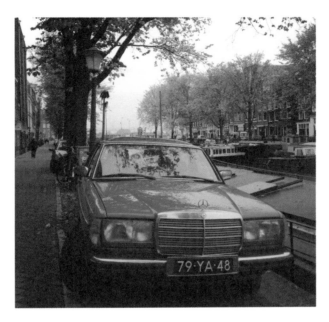

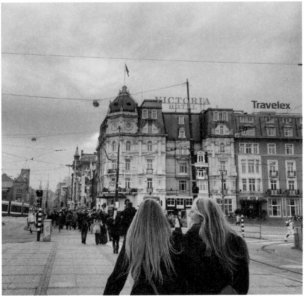

白天工作也越来越忙，我跟他的聊天就变得越来越少，有一搭没一搭的都是在问候过得好不好。好像人真的是这样，距离远了就觉得心被什么隔着，不能再像以前那般亲密了。没有共同话题，最后只能尴尬地说："那我睡了"或者"那我去忙了"。

我从没想过有一天，要以这样的方式跟阿豪相处，我以为我们轰轰烈烈的轻狂年少，能被老天爷保佑着，给我们一辈子友好如初。可是后来，我没有预料到，年少不再时，才敢怀念他。朋友是伞，下雨天才用，那等到下个梅雨季节，可能就找不到了。城市那么大，失去曾经并肩的人，会变得好孤单。

有一次，我做梦梦见又在玩那款网游，然后有个玩家要跟我 PK，我就想找阿豪借装备，但登他的号却提示密码错误，想找他他那边又有时差，大半夜的，发他 QQ、微信都没反应，然后我一急，就醒了。

我告诉他，别说这个梦还有点儿伤感，他给我发了几个抱抱的表情，我鼻子一酸，大骂："你这个王八蛋是有多讨厌我才会离我那么远！"

我们已经踏入成年人的世界，但有时却又不愿承认自己是大人，因为总想抓住过去的尾巴不放。但总要松开的啊，即使是不情愿，我们也要经历跟重要的人告别。电影《少年派的奇幻漂流》里说，人生就是要学会不断放下，但最令人痛心的还是没有好好地告别。

我觉得我欠阿豪一个再见，以及谢谢。

后来的后来，我遇见很多人，有那么几个走了，有那么几个选择留下。

只是我再也没交过像十二岁那年，跟阿豪一样的朋友。

Chapter 10.
End

Chapter 11.

看得见远方，追得上路人

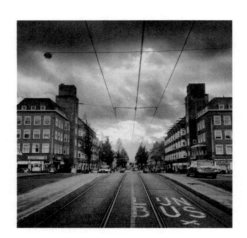

成熟的水果会挥发出乙烯，能催熟未成熟的果实，所以就算不甜的柿子跟甜梨待久了也会甜；不起眼的稻草捆住大闸蟹的时候，在海鲜市场也能保持着高昂的身价。我们肯定会跟错一些人而经历漫长的阴天，但当自己的世界放晴的时候，你会发现跟你在一起的，一定都是那些散发着光热、积极智慧、梦想很大的人。

很多人在起点预备的时候，都会把目标看得很远，但真正跑起来的时候又觉得苦累，身边的人气喘吁吁抹着汗，于是跟随他们一并停了下来，驻守在半路，觉得这样也挺好。但时间一久，再看看当初定下的远方，虽遥不可及但心有可惜。

近视先生说："一个人最悲哀的，不是看不见该努力的终点，而是把你所在的咫尺，当成你以为的远方。"

近视先生出生在城市的郊县，因为爸妈工作的关系，几乎从未踏出过小城。上的小学在他家背后，中学步行不超过五分钟，好不容易高中毕了业，结果顺了父母的意思，报了离家驱车半小时就到的艺术院校。上了大学才第一次感受到不住家的滋味；才看见市中心的全貌；也才知道沃尔玛是超市；有个特别贵的冰激凌叫哈根达斯。

这不是家里穷，而是在世外桃源待久了，与时代有些脱节罢了。

因为是独子的关系，近视先生从小被家里惯着，三岁就开始疯狂看电视，结果小学一年级就戴上了眼镜。在同龄女生开始钟爱帅哥的年纪，他却对不起自己的五官，活生生颓废成屌丝。但他没有半点儿危机感，因为他觉得近视有眼镜可以戴，屌丝也有人爱，不需要太忠于学习，反正毕业去爸爸的单位里工作。

独立能力极差的近视先生用了半个学年的时间适应大学生活，然后剩下半年则是跟室友一起全心扑在网游事业上，选择性逃课，食堂跟寝室两点一线，把生活费全买了游戏里的装备。那个时候，四个哥们儿感情极好，他觉得，这就是他要的大学生活。

大一快结束的时候，寝室一哥们儿的爸爸出了车祸，直接退了学；一个"出了柜"，住到别的男生寝室去了；唯一剩下的一个谈了场半个月的恋爱，要死不活，从此意志消沉长在了床上。网游没了战友，近视先生也自觉无聊便搁置了。大二的选修课上，近视先生认识了一个喜欢跑酷的男生，在他的熏陶下，剪短了头发，晚上陪他一起去操场跑步，白天下了课就去各个教学楼里为他记录"上蹿下跳"的视频。没想到不过半年时间，近视先生把肌肉给练出来了，圆脸也有了棱角，因为变化太大还被女生追捧纷纷寻求塑身良方，掀起了全校跑步健身的风潮。后来受邀在艺术节演讲，被学姐鼓动，在惊天动地的尖叫声中，让眼镜店小妹把人生中第一枚隐形眼镜塞进了眼睛。

自此，近视先生成了系里公认的男神。

近视先生从未发现自己还有这般潜力，被一口一个"帅哥"叫着，自然也就信心倍增。后来越来越多的人认识他，接近他，哪怕都是没有营养的交集，也让他在鼓励和羡慕中重新认识了自己。

大三还没结束，就有朋友给他介绍了一份工作。人都爱美好的东西，这就

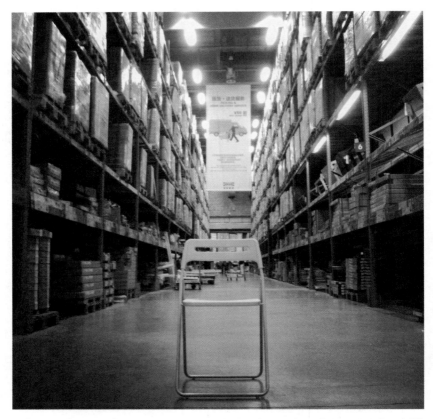

是长得好看的人不会吃亏的原因。哪怕这份工作在北京，他也还是跟父母僵持了一个暑假，最后获得家里人的通行证，一个人坐上北上的班机。

直到现在，近视先生都佩服自己当初说走就走的勇气。那时的他，对帝都并无了解，在电视剧里只是捕捉了边角，却不懂深藏在平和表象下的浮躁。于是刚来北京第一天，就被所谓的朋友放了鸽子，工作泡汤。

这里的人走路是 50 迈的，而自己早就习惯了 10 迈匀速运动；自认身上潮到不行的杰克琼斯到了这边连个直营店都看不见；因自己长相而建起的自信心丢到国贸、三里屯等年轻人众多的地方瞬间就消失殆尽。全家得知北京租房贵，于是每个月给他 1000 块他们认为的巨款房租，但这也只够他在天安门背后租套老房子，房子小得走路都要侧着身，但因为地理位置绝佳，也心满意足。于是像被时间拖着走，近视先生回归屌丝生活，浑浑噩噩过了半年。

第一份实习工作是自己找的，给某国企的网站做设计，工资低到在北京根本活不了。但家人都说国企好，要耐得住寂寞，于是乎，近视先生就花着家里的钱心安理得。上班第一周每天早上七点起床洗澡抓头发，光鲜亮丽地去公司，他深信在北京就是要交朋友才能铺开自己的关系网，于是同事对他的印象就变得异常重要。可几天过后，他发现办公室里全是四眼、喜足球、好妹子、无梦

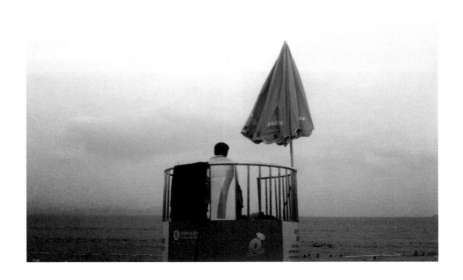

想的直男。话不投机半句多，受他们影响，索性每天也顶着一头干瘪的自然卷上班，一句话不讲，一坐就是一整天。

后来还是在鼓楼小剧场看演出的时候，认识了第一个朋友圈。圈内人都是小演员、歌手，三男两女，三直两弯。其中有个土豪，住在房租一万多一个月的高档小区，几个人平时没什么工作，就集体宅在他家昏天暗地地玩桌游。那个时候，近视先生认为时间就该被这样挥霍，所以辞了工作陪大家一起"家里蹲"。其间还经朋友介绍，跟一个淘宝模特好上了，他放不下面子死皮赖脸地搬到土豪家里住，佯装有钱人的生活，但装×装了一个多月，就被模特拆穿。模特控诉为什么要骗她，并以此为借口狠心分了手。

即使心里再膈应，近视先生也知道，分手的理由是假的，但分手是真的。

经过漫长的雨天，回看自己满身狼狈，近视先生终于崩溃。迫于无奈他给了自己一次旅行，在江南小镇上思考要不要继续待在北京。最后还是放不下回家被亲戚数落的面子，又回了北京。只是这次回去，他下决心要跟过去说再见。

转折的起点是大学认识的跑酷哥们儿来北京开了个影视宣传公司，叫他帮忙，于是七拼八凑了五个靠谱儿的好友，蹑手蹑脚在娱乐圈里大浪淘沙。从未涉足的行业让近视先生吃了不少苦，但生活一忙碌，就顾不得悲观。

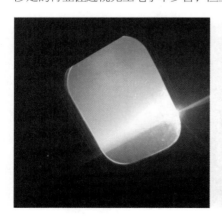
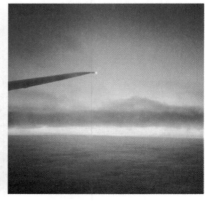

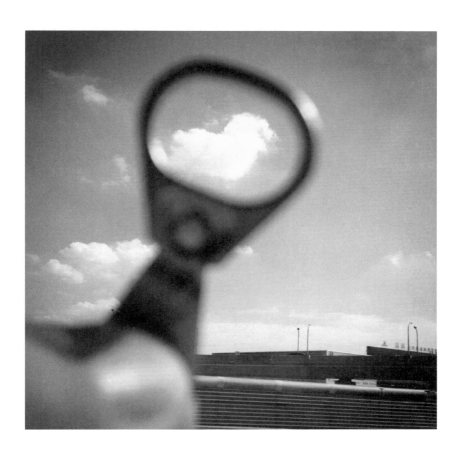

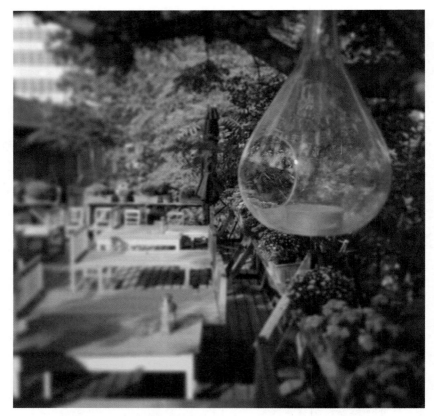

　　娱乐圈是个鱼龙混杂的地方，难得有真友情，但被近视先生碰上了。公司做的一场发布会上，近视先生跟甲方一个宣传相见恨晚，当天就约吃饭、看电影。那个女孩身上有股正气，走路带风，最特别的是，她上过吸引力法则的课，对生活处处充满信心，随口就是一句"心灵鸡汤"，加上近视先生向来习惯别人给予自信，于是两人看对眼，相处格外融洽。

　　到现在，他已经很少跟过去的朋友们照面儿了，倒不是因为忙碌腾不出时间，而是试着聚在一起时竟多了生分和尴尬，再无共同话题。他所在的宣传公司现在已经做出了名声，快节奏的工作氛围让他把一天当两天过，却无半点儿

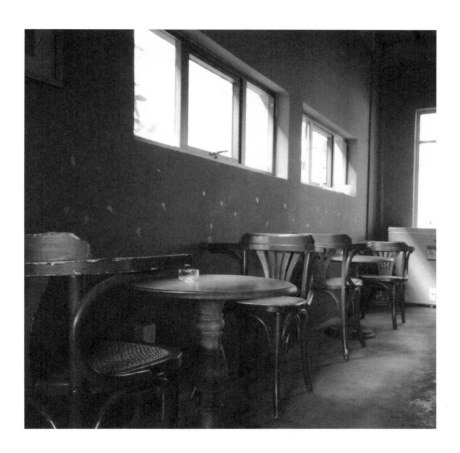

抱怨。他说："原来当初看不见的不只有远方，还有跑在前面的人。"

成熟的水果会挥发出乙烯，能催熟未成熟的果实，所以就算不甜的柿子跟甜梨待久了也会甜；不起眼的稻草捆住大闸蟹的时候，在海鲜市场也能保持着高昂的身价。我们肯定会跟错一些人而经历漫长的阴天，但当自己的世界放晴的时候，你会发现跟你在一起的，一定都是那些散发着光热、积极智慧、梦想很大的人。

有一次跟从加拿大回来的朋友吃饭，对方讲了一整晚旅行的见闻，近视先生歪着脑袋，眼前的画面是自己在多伦多开阔的公路上驾着车，音响正放着喜欢的歌，左手抓着方向盘，右手牵着心爱的女生。

他说，他很羡慕那个朋友，他一定要实现那个画面。

前行的路上，我们不仅受远方的羁绊，还被行人影响，你想要成为什么样的人，就去接近那样的人。宇宙除了爆炸后形成了银河系，它还给了相同磁场的人，同样的运气。

愿你成为更好的人。

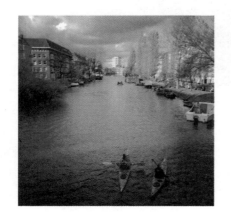

Chapter 11.
End

Illustration · 插画 蛋壳

从现在开始努力，一切都还来得及。

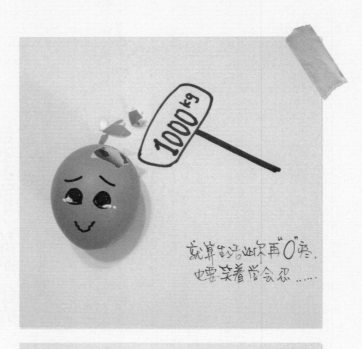

就算生活出你再"0"疼，
也要笑着学会忍……

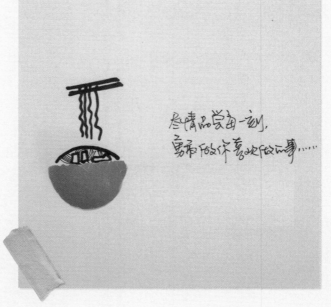

尽情品尝每一刻，
勇敢的体喜欢的事……

在浩瀚的宇宙里，
每天都只是一瞬，
活在今天，
忘掉昨天……

有时候，
生活被走向低谷，
才能迎接你的下一个高点
……

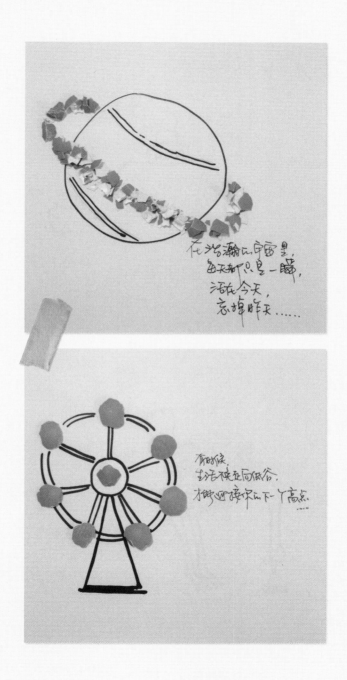

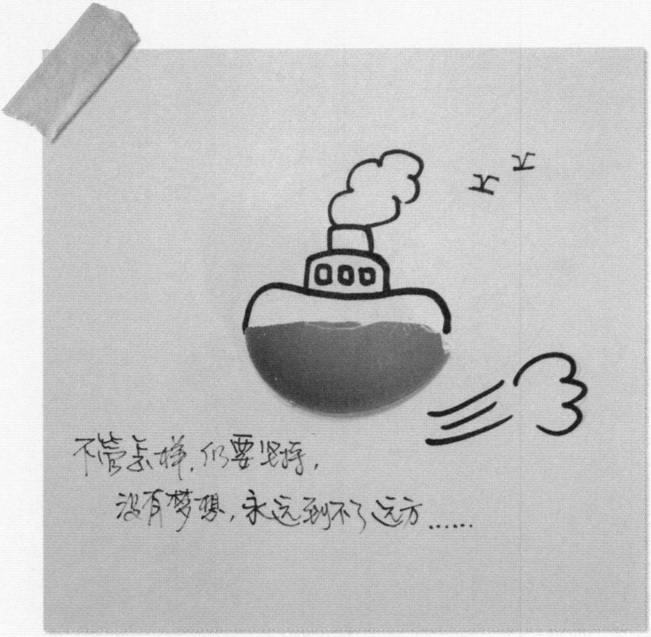
不管怎样，仍要坚持，
没有梦想，永远到不了远方……

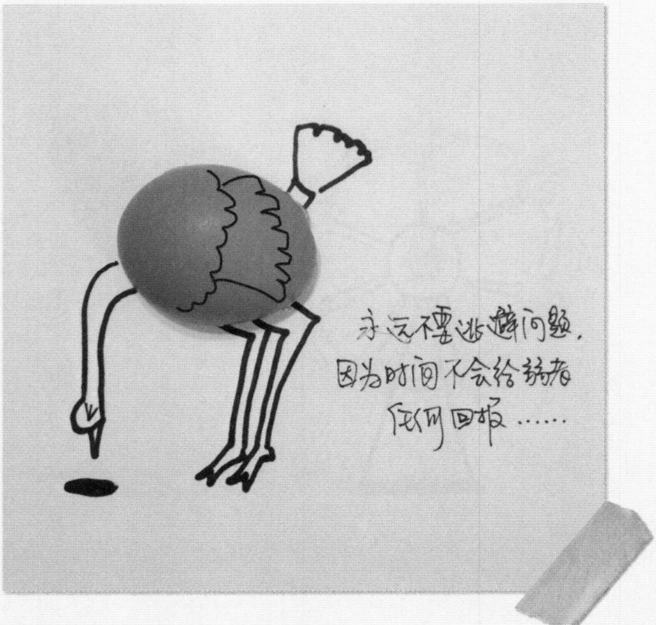
永远不要逃避问题，
因为时间不会给逃避者
任何回报……

步履不停，
前方总有你不曾看过的
风景……

时间不会停下来等你，
我们现在过的每一天，
都是余生中最年轻的一天
……

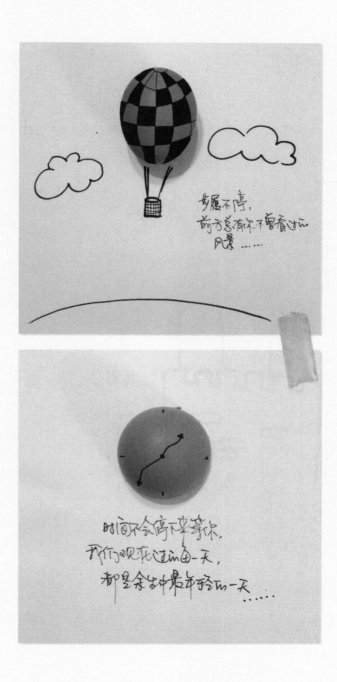

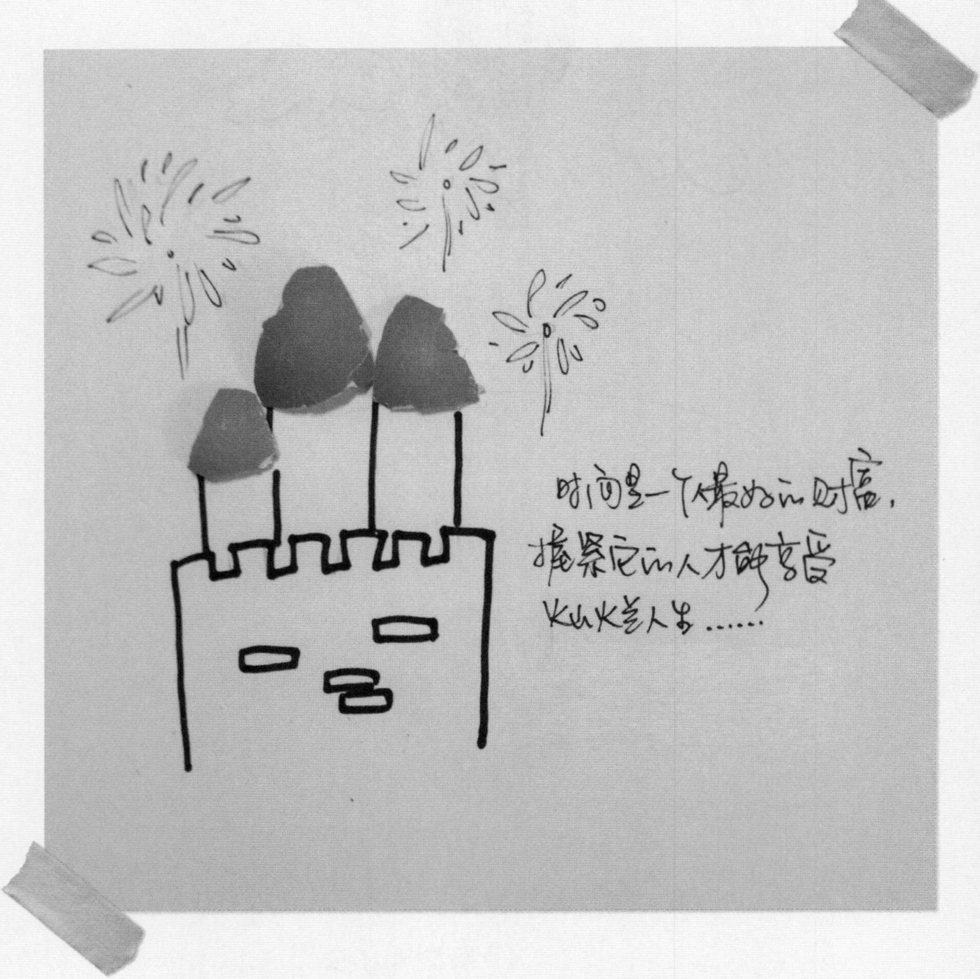
时间是一个最好的财富，
握紧它的人才能享受
火火火的人生……

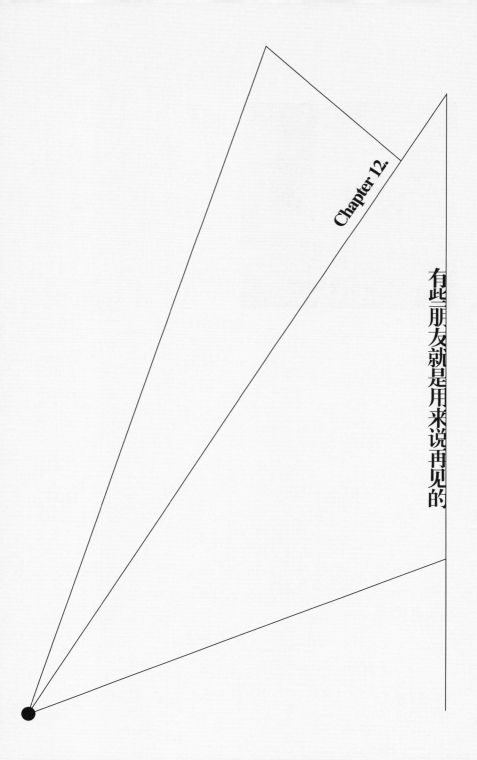

Chapter 12.

有些朋友就是用来说再见的

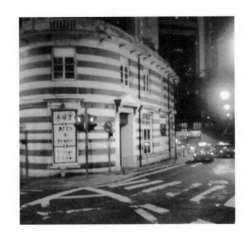

真正的朋友，懂得沉默、懂得等待，他知道你想说的话自然会跟他说，他会对你的好适可而止；他知道你好的比坏的多，但永远不会告诉你你有多好，就像他不会告诉你他有多爱你一样。

时间把人划分成一个又一个圈，只有永远和你站在同一个圈子的人，才能成为你可以守护一生的朋友。

　　人一生会遇见很多人，有些人一直安分地留守在你的世界里，有些人匆匆一瞥，什么都没留下。但时常，我们在离开我们的人身上用了很多感情，越是长久陪伴我们的人，反而越是平淡。

　　小眼睛先生是一家青春杂志的主编，几乎在二、三线城市的书店、报刊亭里都能见到他家的杂志，所以当我收到他的约稿函时还意外了很久。后来，那篇被他来回打枪了五六次的短篇小说，竟然成了当月最受读者欢迎的文章，于是为了感谢他，就促成了我们第一次的碰面。

　　那次晚餐我到现在记忆都还很深刻。他长得挺喜气，个子不高，小鼻子上架着厚厚的近视镜，让原本只剩一条细缝的眼睛又缩了水。整晚谈话，我看着他的眼睛，几次困顿走神。临走时我提出互相关注微博，感觉他有些不太情愿，但在微博上找到他名字的那一刻，我也理解了。原来他是个网络红人，几十万的粉丝，每条微博段子转评都是几千。刚来北京没见过什么世面，活脱儿一个"明星"在我跟前竟一下觉得有些距离，印象中好像忘记说再见，就仓皇逃回了家睡了好深的一觉。

后来跟他成为朋友也很意外。我们有一个共同的朋友小N，一次在他家轰趴（家庭派对），为我开门的竟然是小眼睛先生，他一脸错愕地问："你怎么来了？"那个表情，像是对闹事者的挑衅。好在小N乐天派的性格很快就让大

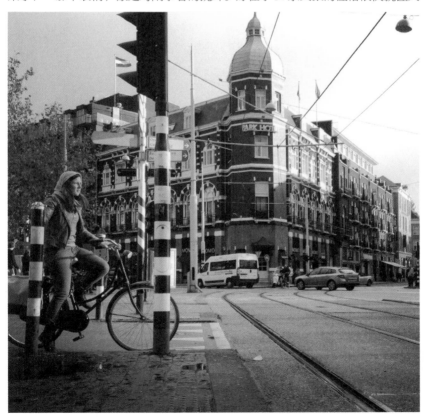

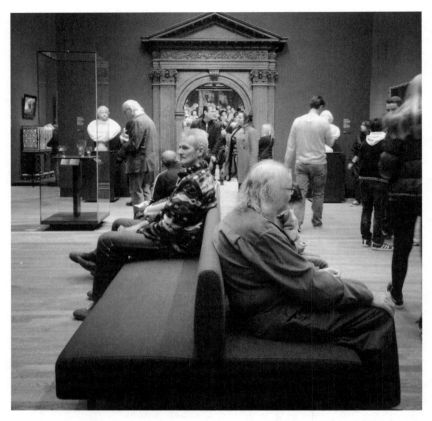

家打成一片，接下来的很多次桌游、喝酒、唱歌，我都有幸参与，跟小眼睛先生也慢慢走进了同一个世界。

我们之后的互动更加频繁。他知道我鬼点子多，于是把他们杂志的一个互动栏目交给我做，试水了几期效果很好，便索性把所有互动都给了我，尽管那个时候光是策划和撰稿就用掉我所有的写作时间，但想想机会得来不易咬牙也就坚持了。好几次跟他喝酒，他都能很娴熟地醉倒在沙发上，剩下我单枪匹马应对他约来维系关系的合作伙伴。在朋友家里的时候，我总是不顾及形象成为他视频记录下的神经病，我看见他的笑容，真实又卖力。

当时独自在一个陌生城市，小眼睛先生对我来说，也许并非是最好的但出现得最是时候。

第一本书上市前，心肝脾肺肾都在紧张。

我是个很少愿意麻烦朋友的人，但当时实在太没自信，所以才给他发了个私信，希望他能帮我转发新书的微博。隔了半天的时间他回复了一句"好"，然后在三天之后的凌晨两点，他转了我的微博。只有四个字：转发微博。冰凉的、官方的，如同在所有人睡梦中偷偷踩下的一个印子。

我没有多想，也没资格多想。即使第一本书卖得不好，也没有打击我对写作的信心。

后来，他经常晚上给我传来一篇杂文让我帮他改，最后才知道，他用这些杂文出了一本书，书里那些大段的句子都是我给他改的，我以为他会感激我，可是后记致谢的名单里，有小 N，却不见我。

倒不是多么急于为自己证明，只是失望，我没有出现在他的朋友名单里。

后来我想起，每次跟小眼睛先生喝酒，无论他看似已经醉得多么不省人事，结束的时候，他总能清醒地打车回家，留我一个人转身蹲在马路边上吐。那些他背后给无数朋友分享过的视频，都让我变成给别人带来快乐的傻子。翻开杂

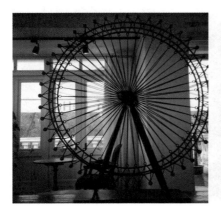
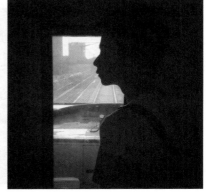

志上那些没有稿费辛苦编撰的栏目，编辑一栏他的名字像是在嘲笑我。这一切的一切，就如同从很久之前扇来一个巨大的耳光。

当你对一个人不求回报地好，那个人总有一天会把你的好当成理所当然。而你的善良只会变成软弱，让他得寸进尺地占你便宜。

在这之后，我跟小眼睛先生的友情由主动变为被动。

不再因为他一个电话就乖乖去赴约，也懂得拒绝他理所当然的要求，跟他和朋友在一起，也再不会没有包袱地胡作非为了。

友谊也有赏味期限，它的寿命就取决于你与他。只要你或者他，其中一个

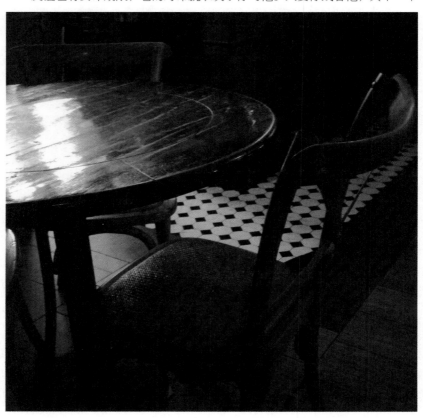

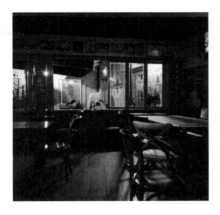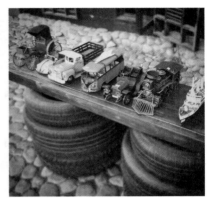

人变了，那么一切，都跟着变了。

　　临近圣诞节，小N打来电话说小眼睛先生要离开北京去南方发展了，然后在我们三个月没有联系的送别局上，我给小眼睛先生敬酒，我感谢他，当初愿意登一个新人的稿子，感谢他让我认识了很多朋友，感谢他，在这光怪陆离的帝都，给我上了一课。KTV包间的灯光很暗，我看着他近视镜后面的那双小眼睛，仿佛回到我们第一次见面，百感交集。

　　那晚，小眼睛先生好几次把小N叫出包间，透过玻璃门，我看见他们互相搭着对方的肩在哭。分手的时候，我永远记得小眼睛先生的话，他说："时间会让我们看清一个人。"

　　那句话如鲠在喉伴随了我多天，最后是被神色匆匆到我家的小N打破的，他说原来小眼睛先生那三个月没跟我联系，是因为我们之间的一个朋友为了挑拨关系说我一直在背后说他的坏话，但好在小N跟他一次电话深聊，所有谎言都不攻自破。

　　听到这个消息，我没有很惊讶，反倒很平静。

　　当你需要给一个朋友解释的时候，其实你在对方心里已经不重要了，而那些解释，不过是说服自己他会相信的借口罢了。

真正的朋友，懂得沉默、懂得等待，他知道你想说的话自然会跟他说，他会对你的好适可而止，他知道你好的比坏的多，但永远不会告诉你你有多好，就像他不会告诉你他有多爱你一样。时间把人划分成一个又一个圈，只有永远和你站在同一个圈子的人，才能成为你可以守护一生的朋友。

小眼睛先生离开北京的那天，他给我发了条微信，他说"对不起，误会你了"，怎么回复他的我忘了，我只记得当时的心情云淡风轻。他乘着南下的云，连同我对他的感情一起飞走了。上个月，他在南方小城开了个水吧，偶尔见他在朋友圈分享一些与客人的合影，动不动就用"挚友""永远"遣词造句。我从未回应，只是默默祝福他，别再耽误了别人的友情。

人一生会遇见很多人，但不是所有人，都能将你看得很重要。你的每一段字句、你的喜好梦想，大多数人，不过是当个消遣，听过，也就算了。对这种人，只需简单优雅地忘记他们，祝福他们长命百岁。反正随着心智的成熟，你会学会比较和挑选适合的人留在你身边，你的热心肠、善良和谦卑，都会变成他们同等的尊重与回应。你能肯定，这个世界上除了爸妈之外，还有绝对不会抛弃你的人。

有些朋友就是用来说再见的。

或许一辈子，留到最后的那寥寥几人，最能记住的只是你原本傻气的样子。在长久淡漠的陪伴里，要时刻提醒着，你们是互相选中的人啊，所以永远也不要分离。

Chapter 12.
End

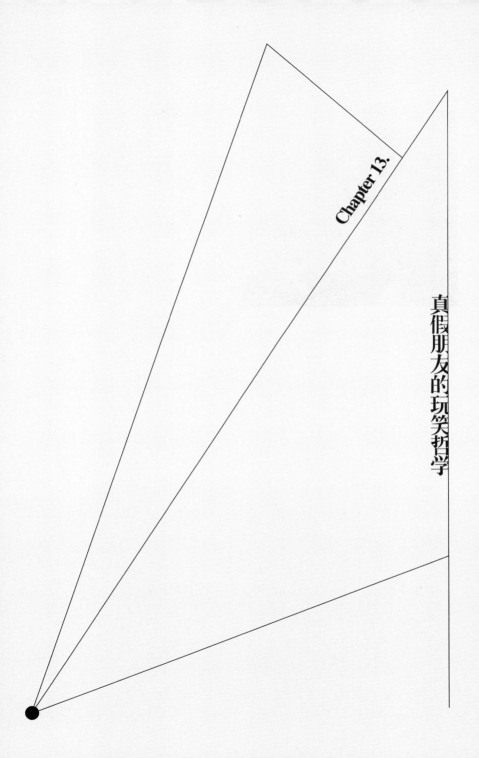

Chapter 13.

真假朋友的玩笑哲学

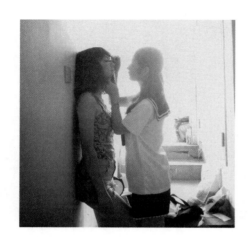

有些人开的玩笑，你心里别扭，那就说明这根本不是玩笑而是嘲笑。不用为不在乎你的人伤怀，也别放弃他们，让他们阴阳怪气地待在你身边，徒增生活乐趣就好。重要的是，当你有一天发现有人开你玩笑你却一点儿也不介意，那就说明，他们是住进你心里的朋友，那这些玩笑，字字句句都恰好。

朋友之间用来化解尴尬和展示自己牙尖嘴利的最好办法就是开玩笑，你不得不承认，就算自认为身上没任何笑点，也总能被朋友创造出各种并不好笑的笑话来。

但奇怪的是，有时候你不介意，有时候，心里面明明不好受却还强装无所谓。

沉默先生说："很多人，玩笑的内容是假的，但开玩笑的目的是真的。"

沉默先生是我一发小儿，从小性格内向，不爱说话，而且他是个因噎废食的典型，小学五年级在艺术节上跳舞，结果摔在台上赢得了一片笑声，从此他听到《太阳出来喜洋洋》这首歌都觉得气短。初中跟一群女生追星，被男生嘲笑，于是忍痛丢了 CD、卡带。类似的情况还有很多，整个中学时代，沉默先生都把自己装裱在不用跟人打交道的世界里，像一幅无人问津的字画。"朋友"这个字眼对他来说都是奢侈的，能有两三个发小儿一直陪着已经视作福气。

第一次改变，是从大学一个音乐节开始的。

系里下了硬指标，需要指派每个专业出几个歌唱类节目。沉默先生是被室友拱上台的（因为洗澡的时候偷偷唱歌碰巧被回寝室的室友听见，从此膜拜为歌神），他低着头，刘海儿遮住了半张脸，就算上了大学，也仍然平凡普通，让人舍不得在他身上多看一眼。他愣在讲台上片刻，然后支吾着问："我能背过去唱吗？"

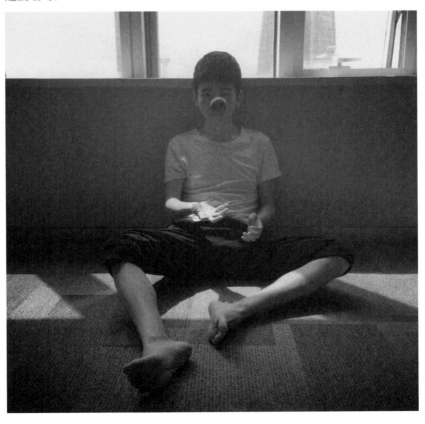

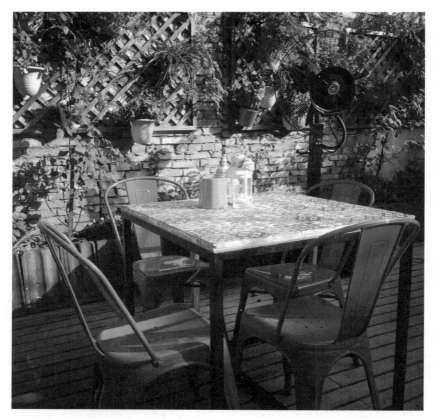

他记得唱的是陶喆的《寂寞的季节》，直到现在，他脑子里时常还能响起当时全班自发的掌声。

在那次音乐节上，沉默先生莫名其妙地成了全校的风云人物，音乐给了他一座瞬间建立起来的城邦，有了十足的信心飞扬跋扈做自己的国王。学校里的几个粉丝把他唱歌的视频传到某选秀比赛的网络赛区，竟让他意外成为全网人气冠军，稀里糊涂飞去长沙在大浪淘沙里坚挺到百强。等再回到自己的小城，一切又变了。

生而为人最有意思的是，可以看到每一个貌似微小的变化背后都是生命摺下的掷地有声的传奇。

　　沉默先生现在已经不沉默了。他比我早一年到北京，靠着大学积累的满满自信，认识了一帮朋友。他不懂五线谱和乐器，凭着自己 "DaLaDaLa" 地哼唧写歌，竟然也卖给好几家唱片公司，赚了不少的生活费，日子过得还蛮滋润。只是这一晃距离那次选秀比赛几年过去了，当初那些喜欢他的粉丝已经长大离他而去，而他似乎还停留在那座城邦里，唱着小情小爱的歌，不愿意走出来。

　　最困难的时期，是他听信朋友担保的说辞，冲动地在北京开了一场售票音乐会，他把所有积蓄都砸在这场音乐会上，朋友说海报要用高级纸张才有诚意，他就印了，说要请一些记者来，才能有曝光度，他就又花了一笔记者的车马费。

　　沉默先生胸有成竹地以为这是他这段北漂时光的一次最精彩的总结，可是，等到演出开场前，看见台下寥寥无几的人时，他径直逃回了后台，坐在休息室的楼梯前，傻愣愣地捏着话筒。我们所有人都在劝他，推迟了二十分钟，他才重新挂上微笑返回舞台，用了全部气力唱了两小时的歌。

　　那时我以为，他坐在楼梯前，应该是受到很大的打击吧，不管是钱的问题还是自信心的问题。后来他告诉我，他伤心的，不是台下只来了那么一点儿观众，而是他一直信任的朋友，给他开了这么大的一个玩笑。

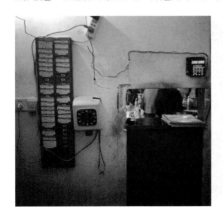 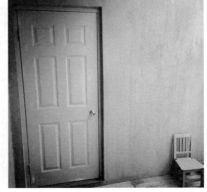

音乐会结束了，他的人生仿佛才刚刚开始。

沉默先生并没有计较朋友的事，而是当一切云淡风轻，后来大家还是在一起胡闹。那些损友说他歌路窄，说他长得像某某喜剧明星，他都笑着回应，让认真的玩笑全变成敷衍的谈资。虽然冥冥中我察觉到什么，却又说不上来，反正跟小时候那个随时会被风吹动心弦的内向男生比，他已经成熟太多了。

后来有幸经过朋友介绍，他签了一家公司，承诺两年内给他出专辑。大老板很阔气地在签约第一周就给他录了首新歌，然后沉默先生以"重获新生"为由在他家组了个趴体（派对），路上堵车最晚到的我一开门就傻了，加上我和他，

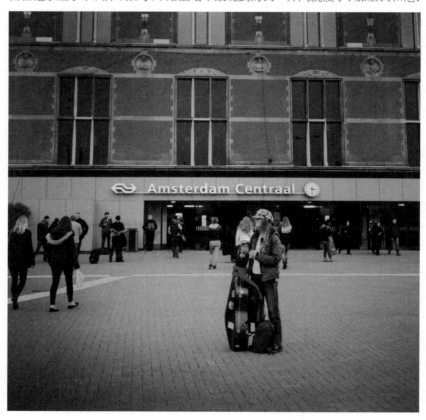

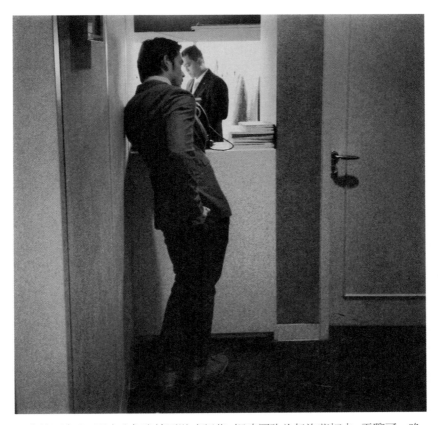

一共就四个人。那晚我们省掉了游戏环节，把啤酒改为气泡苏打水，干聊了一晚。

到了后半夜，只剩我跟沉默先生两人倒在沙发上缅怀青春。我们去对方的QQ空间里找过去的回忆，时间真是既可怕又可爱，可怕的是总会让你觉得以前的自己惨不忍睹，可爱的是而后又会感谢过去那个丑鬼不断碰壁做错事，才能成长为现在的自己。

嘲笑过对方的旧照之后，我俩陷入沉默，被鱼缸里的流水声扰得心烦，我问了一个一直困扰我的问题："你现在开朗大方，有那么多朋友，但心里装得下吗？"他漫不经心地说："当然装不下，心是分里面和外面的，在乎你的人，

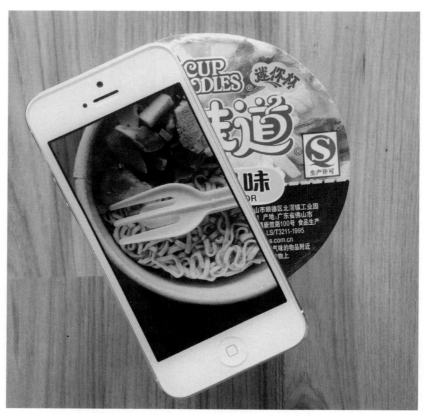

自己知道往你心里钻，不在乎你的，给他们自由，该留会留，该走也会走。"

　　一年之后的光景跟开始预想的已然面目全非，沉默先生的老板把所有的精力和钱都投给了刚签下的一个小有名气的艺人，于是沉默先生的专辑几乎只剩下一首歌的制作费。白羊座的他放弃不了，于是动用所有朋友关系，用一首歌的成本做出了一张五首歌的EP（迷你专辑）。那些所谓的朋友又开始各种玩笑，说他根本就不适合唱歌这条路，说他这种要偶像不偶像、要实力不实力的一开始就该从小助理做起而不是天天幻想着变成大明星。在我看来，玩笑话都带着刺，但他却不起一丝波澜。

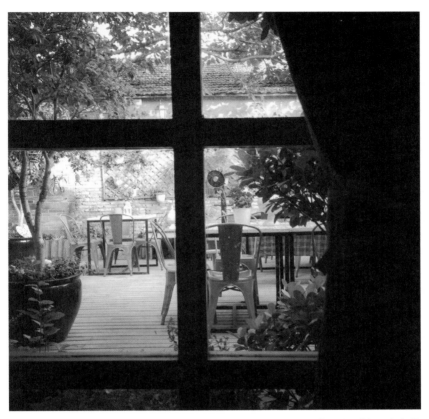

他张罗专辑那段时间我跟他的联系渐少，直到有一天看见他微博上公布的巡回音乐会消息时，我才给他打了电话过去，生怕他又被哪个朋友欺骗。他倒是很坚定地说这次绝对没问题，我了解他，所以与其担心，不如祝福。

北京站的那场演出，我们所有朋友都去了，人比上次要多出一半，看着他踩着熊猫鞋从后台出来的时候，小时候那个沉默的他突然从我脑子里蹿了出来，成为虚影站在现在的他身边，一左一右一前一后的对比，特别真实。

唱完 EP 的最后一首歌，他在舞台上讲了一大段心路历程，最后他说："如果你还在乎别人说你什么，那你一定也在潜意识里认同别人说你的东西。只有你真正强大了，才可以不惧怕任何言论。"

不知道为什么，我当时特别想哭。

还记得那晚我跟沉默先生躺在他家的沙发上，他回答完我的问题，问我知不知道他为什么没有因为之前那场失败的音乐会，而跟那个始作俑者闹掰。我不知，他却也不揭晓答案，我想我现在知道了。

有些人开的玩笑，你心里别扭，那就说明这根本不是玩笑而是嘲笑。不用为不在乎你的人伤怀，也别放弃他们，让他们阴阳怪气地待在你身边，徒增生活乐趣就好，重要的是，当你有一天发现有人开你玩笑你却一点也不介意，那就说明，他们是住进你心里的朋友，那这些玩笑，字字句句都恰好。

前几天同学聚会，我跟几个朋友聊到正在各个城市巡演的沉默先生，都表示他的人生经历励志又奇葩，但难免有几个习惯吐酸水的人在一旁叽歪，当其中一个知情者说，原来沉默先生这些音乐会场地都是自己一家一家联络的，更是触到了他们的刺猬病。

我在惊讶的同时，想到沉默先生当初在电话里告诉我"绝对没问题"的气焰和他在朋友圈里分享的那些现场照，满是心疼又备受鼓舞。

我喝了一口酒，刻意大声说："至少他知道让自己变强大的方法。"

至少他知道，有些人和事，已与他无关。

Chapter 13.
End

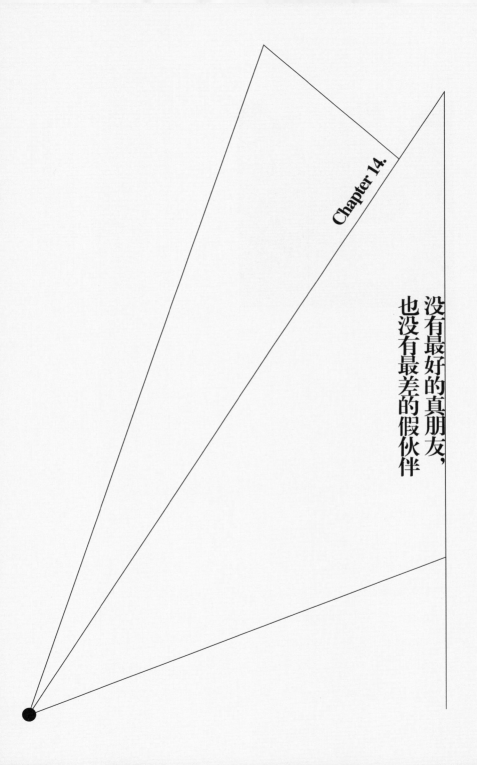

Chapter 14.

没有最好的真朋友，
也没有最差的假伙伴

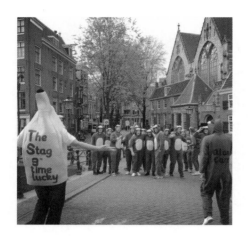

人的情感是有限额的，不可能照顾到身边所有人。你对所有的朋友都是一个样子，那所有的朋友对你就也是一个样子。没有最好的真朋友，也没有最差的假伙伴。真正的朋友，就如同每天早上的闹钟，即便你对它又爱又恨，可就是离不开它。你生命中有两个离不开你的朋友，那就够了。

前几天，热闹小姐给我打电话，问我近况，我说忙到疯，但是喜欢这个状态，身边朋友也各有各的事。一不小心讲多了没注意到往日那个唠嗑鬼竟然一直没讲话，我顿了几秒，然后"喂"了声。

热闹小姐是个 party queen（派对女王）。倒不是说她在每一个局上都能美到天翻地覆、强大的气场成为众人焦点，而是说她总能炒热每个局的气氛，让陌生人前一秒还在故作矜持地说"不好意思，我不能喝酒"，下一秒就勾肩搭背放浪形骸地大吼"给老娘倒酒"。自然而然她就成了朋友们组局的桥梁。在 KTV 就站在茶几上主持各种怪力乱神的游戏，到了酒吧就喝得七荤八素拉着男男女女跟基佬抢钢管，加上她嘴皮子溜，永动机的性格便拥有了一大票挚友。

那段时间，我跟着热闹小姐生活得非常"酒池肉林"。她几乎只要踏上三里屯太古里，就能随便在路上碰上一打熟人；随便进家酒吧，老板就能殷勤地打个小折；更神奇的是，几杯酒之后她绝对能跟以我们为圆心，周围一圈的邻桌客人打成一片；结束后去她家附近的烧烤店觅食，不用招呼老板就知道她忌口什么，爱吃什么。好几次因为喝昏了去她家借宿，她的室友也并没有因为她带了个男生回来而显得多尴尬，而是娴熟地把沙发腾干净给我睡。

我觉得，全世界，包括地上的花花草草都是热闹小姐的朋友。

有一次我们玩游戏，输了的惩罚，是给大家任意指定的通讯录联系人打电

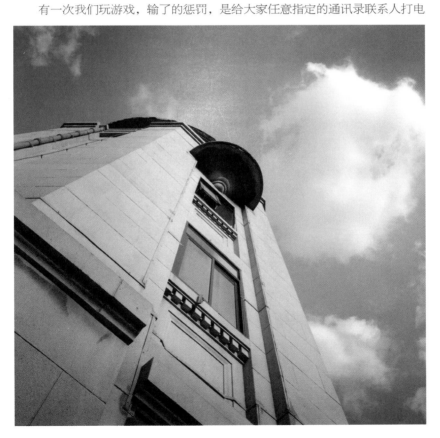

话，并且让对方在不知情的情况下说出大家设定好的关键词。我输了几次，因为通讯录人少，所以来来回回选中的都是些还算熟的人，但局促地挂掉电话后，脸也红了大半。轮到热闹小姐的时候，我才发现她的通讯录怎么翻都翻不完，就算特意在几千个联系人中选了些"××总""××师傅"，她也能气定神闲地与他们谈笑风生。

有时候还挺羡慕她的，那些对我来说可有可无的人，都能成为她生命中的好友。就算没有费力去维系朋友的关系，她也能成为交际网络的中心。

不过，事情在去年春节的时候拐了个弯。热闹小姐的爸爸风湿病加重，大年三十被送进医院，之后的半个多月都窝在床上，下地走路都困难。她爸妈婚离得早，很久以前她就习惯照顾爸爸了，只是这次回去，周遭的亲戚跟约好似的冒出许多闲言碎语："老头儿身体不好，做女儿的还在外面拼命地玩，快三十了也没嫁人，该尽孝的时候看她能给她爹拿多少钱出来。"好在热闹小姐白眼翻得倒挺实诚，倔脾气没人能降得住她。

但春节回来之后，热闹小姐就不热闹了。

她把那些镶着铆钉和钻片的衣服裤子都扔了，再也不在晚上化妆出门。经纪人的工作也辞掉了，改行去了家前景甚好的房地产公司做策划。朋友圈分享的不再是霓虹与酒杯，而是自己做的菜、加班夜里孤单的工位和一些矫情的句子。直到连我约她好几次都被以加班的名义拒绝之后，我终于忍不住直接去她家，把她拖进了常去的烧烤店。

我把几瓶真露堆到她面前，激她："你真不太适合走我们这种文艺青年的路子。"

起初她还给我扮演端庄少妇不肯喝，在我仰头三大杯直接先把自己灌蒙之后，她才放下戒备轻撞了一下我的酒杯，大口吞了下去。

后来她喝醉了，哭得梨花带雨。她靠在椅背上，说："我爸那腿，得治，

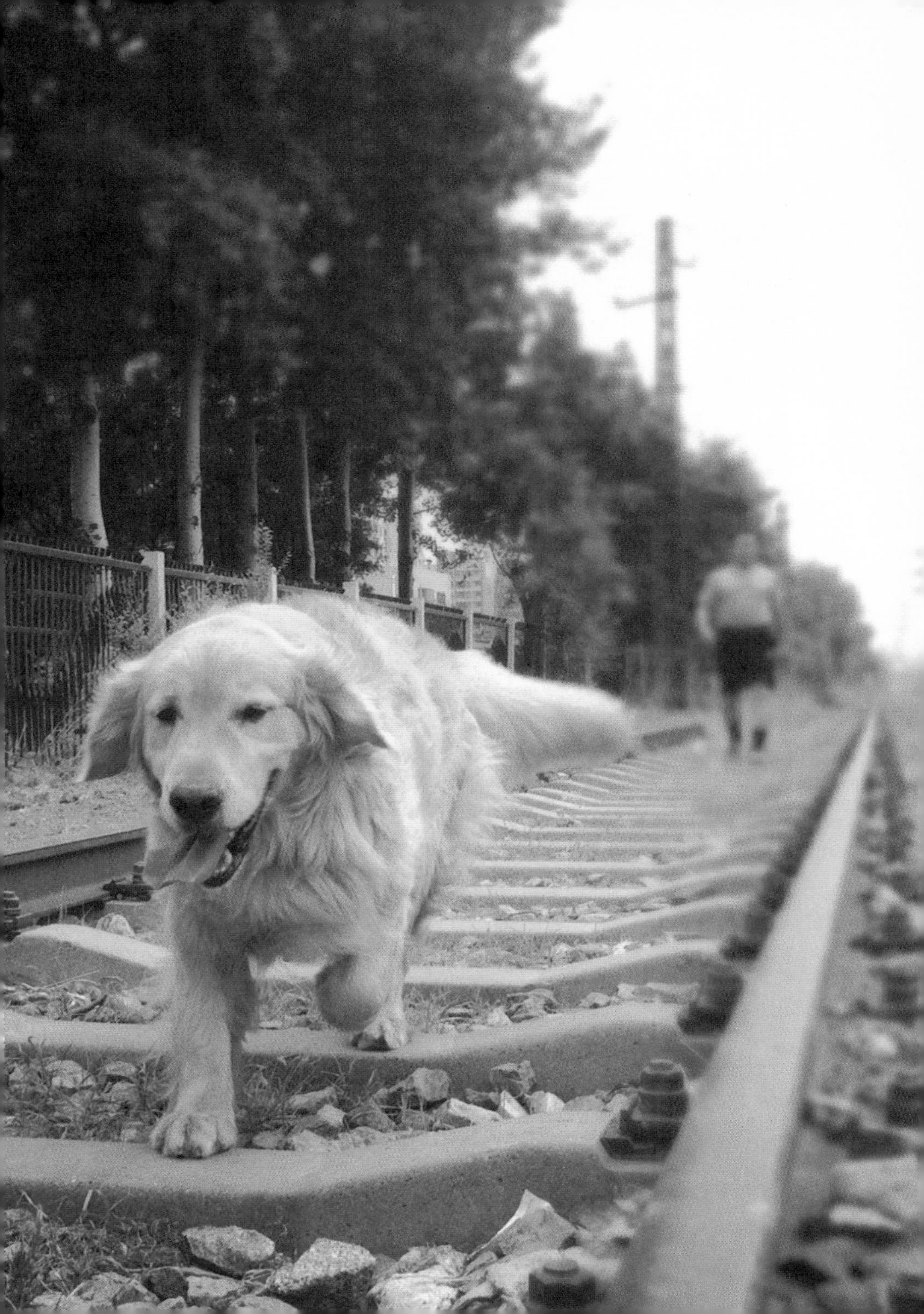

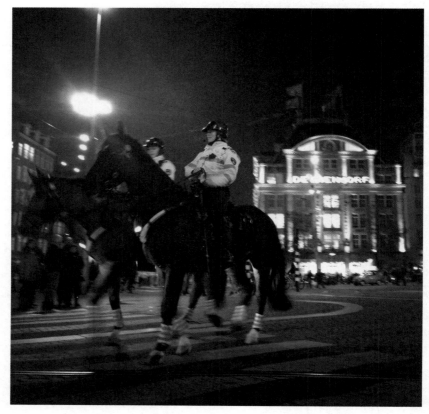

不然以后都走不了路了。家里亲戚盯着，我一点儿都不怕他们说我的不是，我就觉得特对不起我爸，一辈子都孤孤单单的。我这些年没存什么钱，都给自己开心了，现在想找朋友借点儿，没一个人肯拿钱出来。你知道吗，真正的孤单不是只有你一个人，而是到头来你发现，明明你身边有很多人，却走不进任何一个的心里去。我只是单纯地想对每一个人好，但每一个人好像都会觉得他们对我来说，不重要。"

或许真的是这样。

所有人都觉得平日里呼风唤雨的热闹小姐，在她悲伤的时候，一定有人安慰；在她需要帮助的时候，一定有人可以伸出手；在她想要恋爱的时候，一定有人可以爱。于是没有谁，能够想到其中的不一定。

就像每一次兴奋的吃喝玩乐最终都以忘记说再见的浑噩结局收场。

陌生人跟朋友唯一的区别是，后者需要在乎。这也就是为什么遇见很多人，最后真正停留在你心里的，只有那么少数的一两个。友情跟爱情一样，都需要彼此认同，你喜欢他，是因为他跟别人不一样，他跟你在一起，是因为你对待他，跟别人不同。

当初一直跟热闹小姐腻在一起的那些人，最后都散了，他们没有因为她的

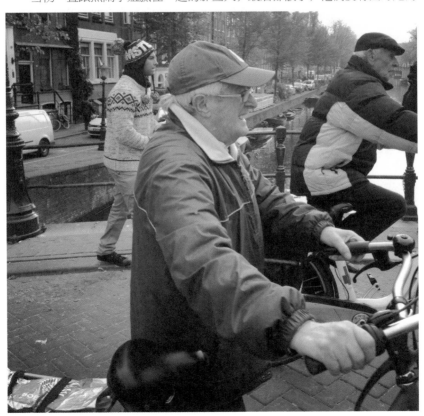

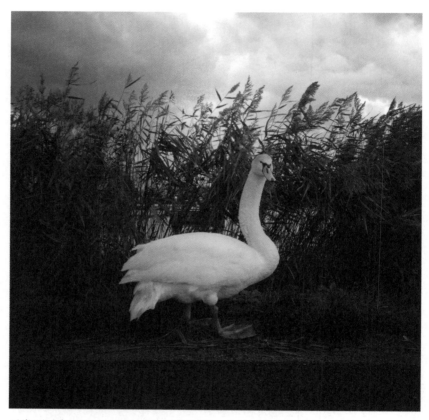

反常而过多问询，只是知道她现在挺好，也就无牵无挂地离开了她。

回到开头热闹小姐给我打电话的事。

我手心已经有些出汗，换了只手拿手机，不管她一声不吭，自顾自地说："人的情感是有限额的，不可能照顾到身边所有人。你对所有的朋友都是一个样子，那所有的朋友对你就也是一个样子。没有最好的真朋友，也没有最差的假伙伴。真正的朋友，就如同每天早上的闹钟，即便你对它又爱又恨，可就是离不开它。你生命中有两个离不开你的朋友，那就够了。"

我没想要把热闹小姐说哭的，但那天她就是忍不住，一哭解千愁。

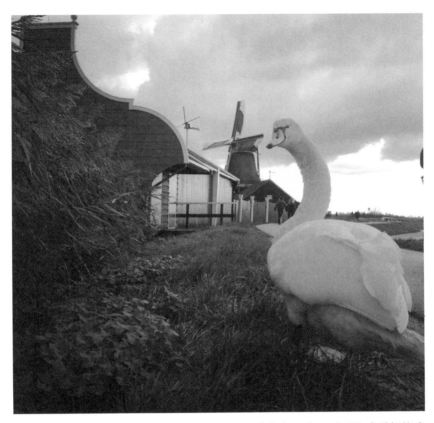

越害怕什么，什么就越会在生命中出现。你的每一个正反面的感受都能成为你今天的人生。我想热闹小姐努力成为中心，只是因为对自己不够自信，才热切需求所有人的目光与回应来证明友情，证明自己不孤单。

但真实深厚的友情从来就不需要热闹的假象。

青春的情情爱爱总是不完美的，但这也给你心中装了一个天平，看看谁对你而言是最重要的，好让你专心对他好，从而变成更好的你们。

故事的结局，热闹小姐删掉了许久不联系的通讯录联系人，约了常玩的几个朋友去她家做饭吃，顺便把自己接的一个地产项目分享给大家，集体"头脑风暴"。我想，等到她明年春节回家，俨然一副女强人的模样，应该会让爸爸和那些亲戚都惊呆吧。

这样多好。

地球围绕太阳转动，故事却在这颗星球上发生。愿你成为故事，而不是太阳；愿你成为别人任何时刻都可以投奔而去的人，而不是只为消遣漫漫时光的工具。

Chapter 14.

End

Illustration · 插画 3D

不怕面对阴影，因为知道身后有阳光。

烦心事别在意，
至少还有吃的陪你
……

珍惜身边人，
他们的存在
就是奇迹……

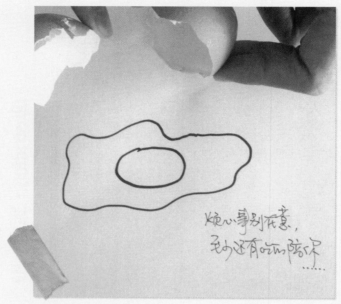

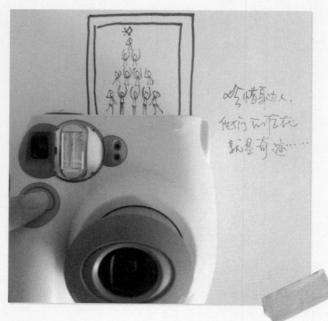

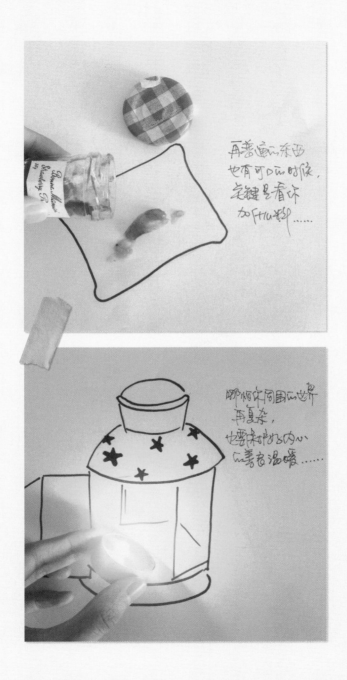

再普通的东西
也有可口的时候，
关键是看你
加什么辅料……

哪怕外面周围的世界
再复杂，
也要保持好的内心
让爱去温暖……

该哭的时候
尽情哭，
但要知道如何
治愈自己……

剪断那些纠结的烦恼，
给现在的生活一片晴朗……

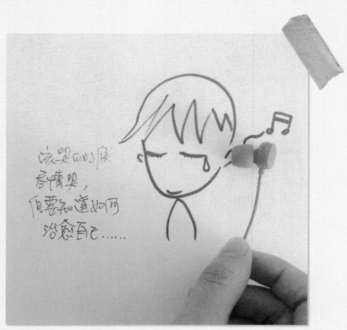

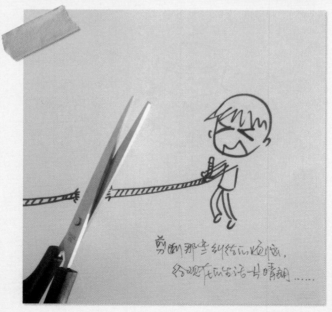

眼见不一定为实，
有时候你看见的渺小
或许很强大……

生活需要不同调味品。
才能碰撞出惊喜……

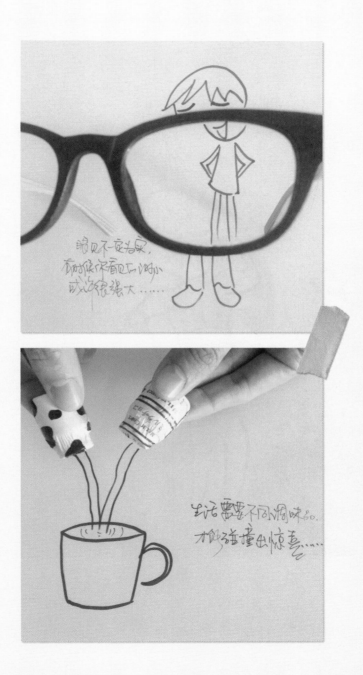

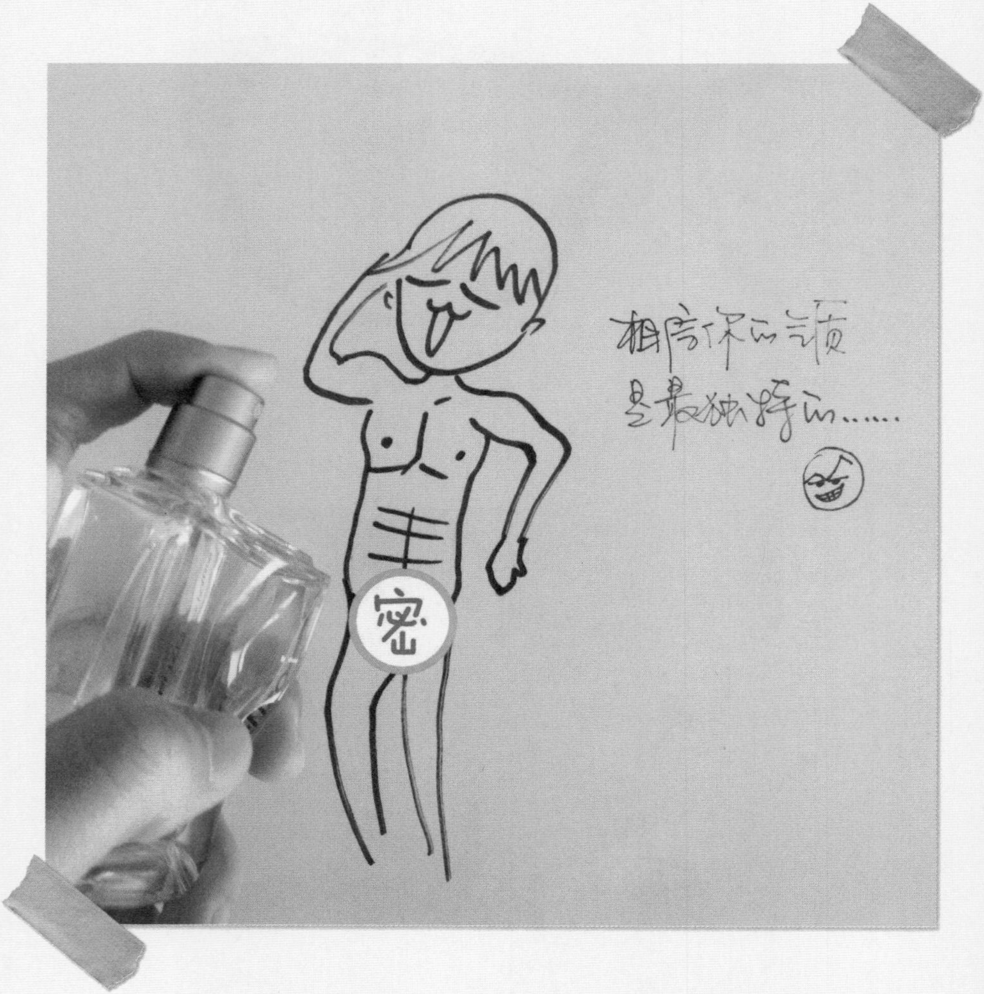
相信你的气质
是最独特的……
密

Illustration・插画 爱自己

没有什么比爱自己更重要的了。

身体是自己的，
很多事不要太用力……

去外面的世界
看看……

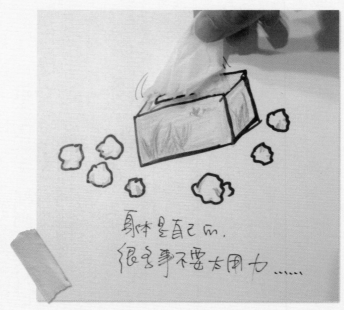

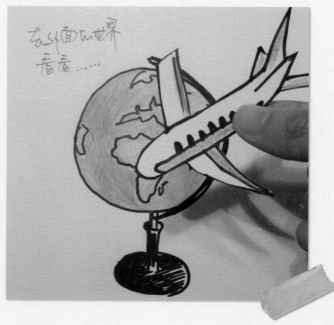

爱生活的人
往往都容易被人爱……

收拾屋子
其实是收拾心情……

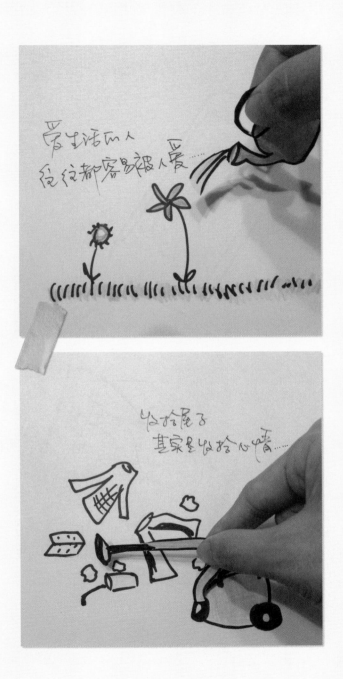

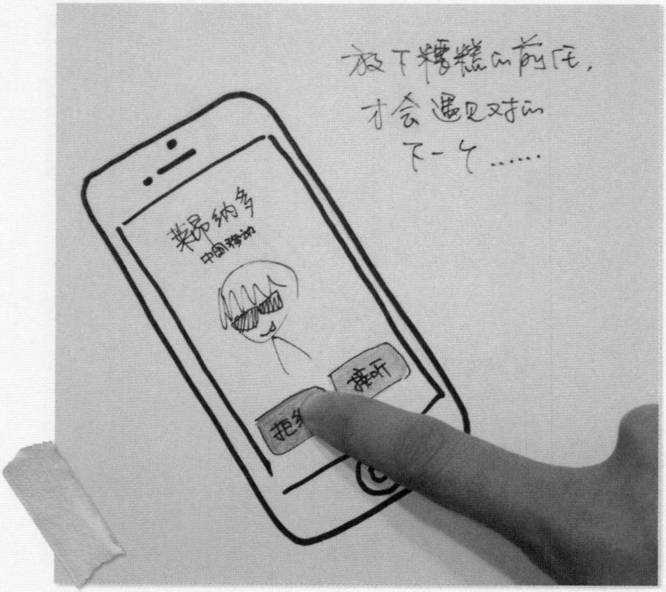
放下糟糕的前任，
才会遇见对的
下一个……
莱昂纳多
中国移动
接听

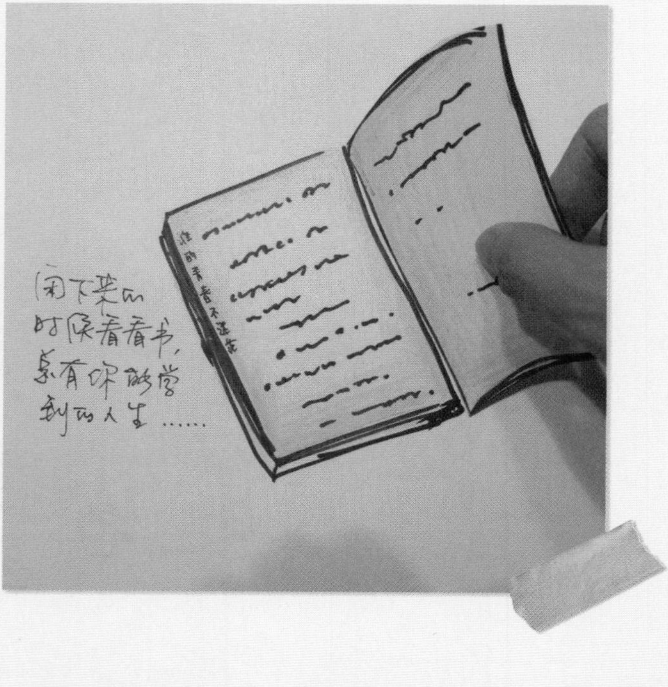
谁的青春不迷茫
闲下来的
时候看看书，
总有你能学
到的人生……

那窝的温度
远不如未来的怀抱
温暖……

喜欢一个偶像
而努力做着同他
看齐的事……
Yanzi

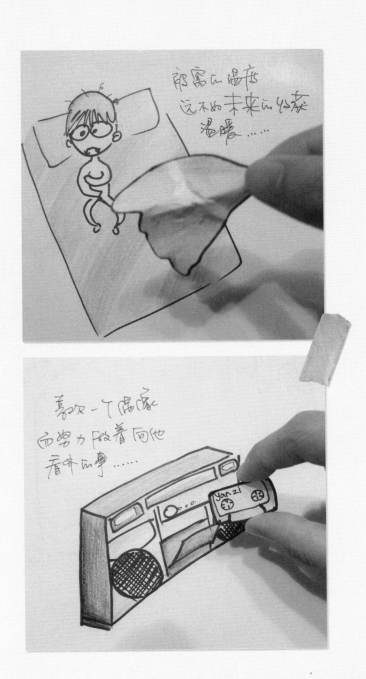

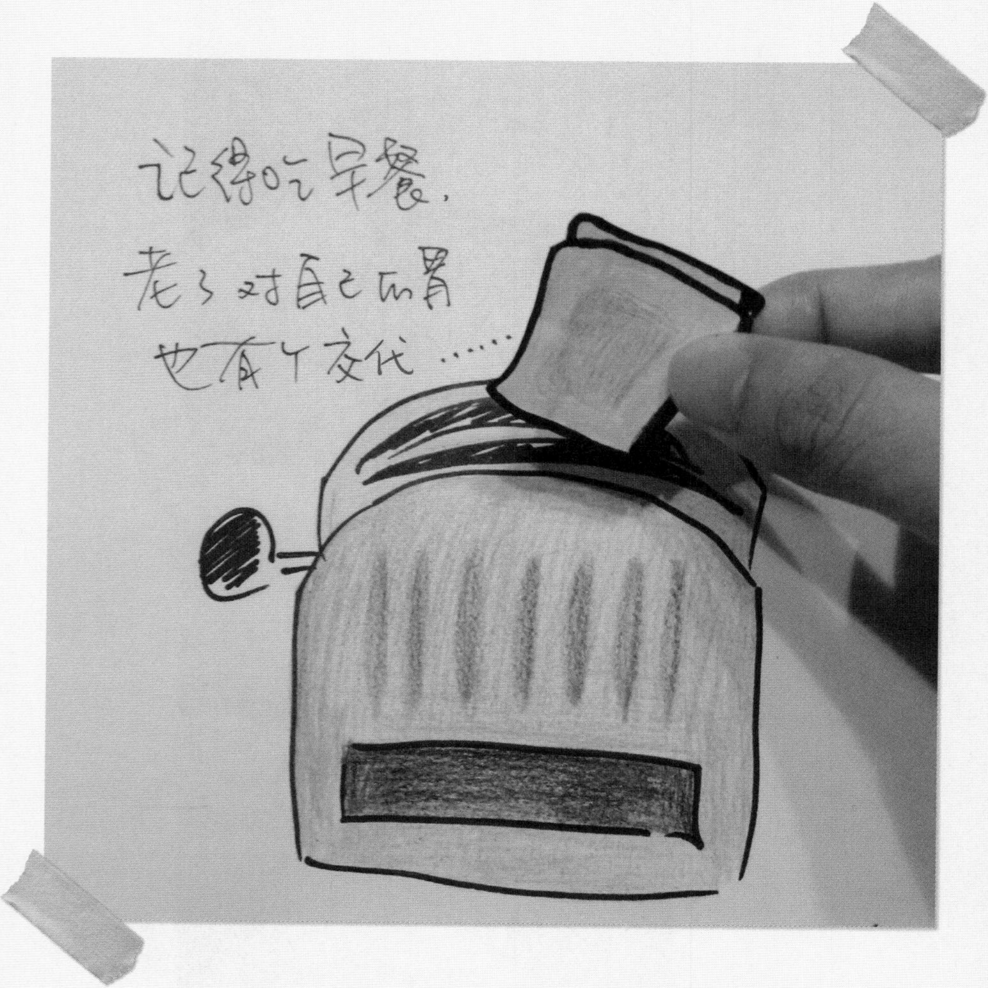
记得吃早餐，
老了对自己的胃
也有个交代……

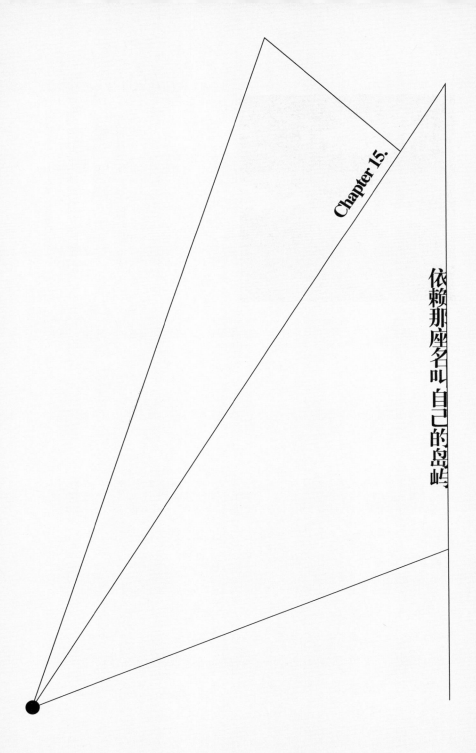

Chapter 15.

依赖那座名叫 自己的岛屿

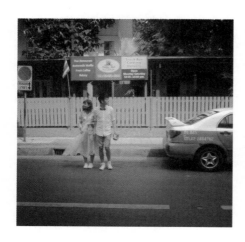

身边的人，事大多存在变数，你根本无法知晓此刻的拥有下一秒是否还存在。最稳定的安全感，其实是对自己的依赖。

你要寻的那座岛屿，就在自己的心里。

　　我们每个人的人生就像在海上航行，看到过无数海岛翩然擦过，终于遇见一座想占为己有的，便抛锚上岸。我们在这座岛上过活，不惧怕风险在岸边垂钓，用炮叉猎鲨，即使遇见风暴也不慌不忙地系起缆绳，因为我们知道，转身就可以躲进岛中心避难。那座岛，就是我们依赖的人。

　　依赖先生说："我这一生最没办法回避的，就是别人对我的需要。"

　　依赖先生应该算个正儿八经的娘娘腔，看过无数遍《新白娘子传奇》和《还珠格格》，走火入魔到把卷筒纸披身上cos（扮演）白素贞，把沙发垫顶头上当格格的旗头。上学的时候喜欢看少女漫画，每个月准时跟女生挤在书店抢购漫画杂志，杂志附赠的物品粉嫩地堆满了两大柜子。更过分的是，他从来不跟男生打球，而是跟三五个女生在一起讨论昨晚八点档的剧情。在我们所有人眼里，他日久必弯，但他在大学四年交了八个女友的光荣战绩彻底让我们傻了眼。

而和这八个女友分手的原因，都是因为女生受不了他太依赖她们。

他的人生简历，我起初也只是听说，要不是最后成了朋友，也验证不了他这依赖人的顽疾。

我在北京有个高学历朋友圈，成员都是一些清华、北大、传媒之流，依赖先生是其中一个编剧。当时我们立下了规矩，就是内部不得互相勾搭，所以哪怕圈内都是苦命的单身男女也不会偷吃窝边草。

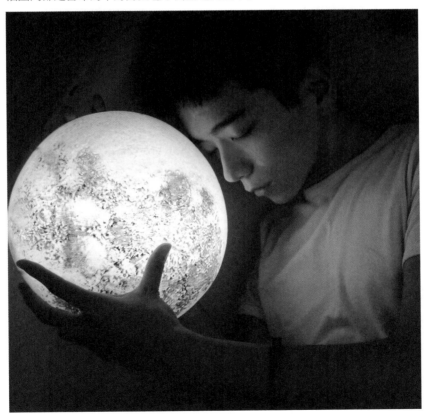

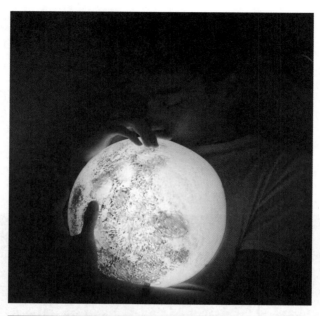

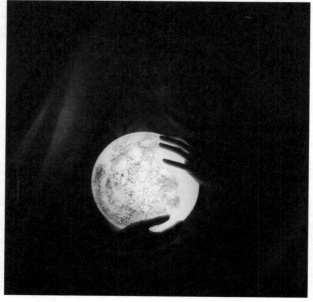

但后来，这个规矩被依赖先生打破了。

依赖先生跟我们圈子里的一个女会计住在同一个小区，两人相交甚好，不知从哪天开始，女会计开始在微博和朋友圈分享各种早餐，三明治、煎蛋、牛奶麦片每天都不重样，而依赖先生则经常放一只萨摩耶的照片。我们都以为是女会计找了个保姆，依赖先生买了只跟女会计家里那只很像的狗，但真实的情况是，依赖先生每天早上六点准时去遛女会计家的萨摩耶，然后再回来给她做早餐。他们没有恋爱，女会计有喜欢的人，只是依赖先生单方面犯贱罢了，我单独问过他，他回答得模棱两可，他说："或许我喜欢的不是她的人，而是跟她在一起的感觉。"

后来，这个女会计找了个广州的男友，狠心弃依赖先生而去，也渐渐退出了我们的圈子。依赖先生没有太难过，只是感觉心慌，因为有好几次，当他早上六点习惯性地准备敲女会计家的门时，才反应过来，对方早已经搬走了。

曾经从他心上搬走的还有他妈。

嗜赌成命，是他对妈妈印象的所有概括。妈妈很爱打麻将，下了班准时去茶楼蹲点，后来还直接把工作辞了，专职打麻将，一天下来带着满身烟味儿跟他爸要钱，为此，两口子吵了不少架。在依赖先生初三的时候，爸爸终于受不了跟她离了婚。自此以后，妈妈就消失了，直到依赖先生在大学写专栏拿了稿费她才出现，但竟然荒唐地堵在寝室门口问他要钱。渐渐的，他也放弃了这份爱，但正是爱的缺失，造成他没有安全感的痼疾。

说起安全感，那八个女友里面，说到底他真正爱的也就两三个，其余都是他不甘寂寞找的情感依托而已。他需要有人陪在身边，生活才得以持续，很多事一个人做不了，就像小时候女生都习惯结伴去上厕所一样。

女会计的事过去之后，依赖先生琢磨着搬离这个小区，前前后后跟我们提过几次搬家的事，还打算跟一个主持人朋友合租，因为一直找不到合适的地儿所以就搁置了。突然有一天，他决定跟主持人搬到离自己住处不到一公里的新小区，说楼下的美食街是吸引他搬去的主要原因，当时我们就奇怪他什么时候对吃这么情有独钟了，这只能怪我们太愚钝。朋友中有个网站编辑在他们隔壁单元，这个女编辑最大的特点就是独具人格魅力，出口成章，而且还烧得一手好菜，依赖先生便常常拉着主持人去她家蹭吃蹭喝，顺便接受精神洗礼。当他煞有介事地跟我们强调吸引力法则有多么重要的时候，我们集体呛声说他完全是被女编辑吸引才搬了家。

事实也是如此。

依赖先生这次学乖了，在他能感觉到女编辑对他只抱有挚友般的客气后，不敢越过界限，朋友般依赖着她，对她好，就足够了。有一次，依赖先生帮女编辑写了篇通稿后，两人情绪激动，便拉着主持人一起去后海喝酒。那晚他们都喝多了，但只有依赖先生醉了，回到家后，主持人洗漱完就进了房间，依赖先生却觉得心里空落落的，一个人窝在床上听挂钟嘀嗒的声响，酒精的怪力让他闭上眼就能看见女编辑的模样。最后他忍住了跑去隔壁单元的冲动，只是低调而温柔地给她发了条信息，他说："我想你了。"

后来事情的发展跌破所有人的眼镜。

女编辑和主持人在一起了。女编辑生日宴散场那晚，依赖先生在家里给他们下饺子吃，他乐在其中地在厨房里做着爱心消夜，却不知倒在卧室床上的两人已经偷吻了对方。知道他俩的事情后，他在电话里跟我哭了很久。我说："你一大男人没人赖着了你就哭，你能不能有点儿出息啊？"他倒是委屈，哽咽着说："我只是无法停止自己对喜欢的人好，难道这是我的错吗？"

这个问题当时难住我了，后来我也慢慢找到了症结所在。

依赖，其实是一种情感的归属，这种归属，会让人在感情里做弱者，依赖先生便是这样，哪怕很多事一个人力所能及，也必须两个人才得以完成。其实不过是为了证明自己在对方心里有多重要而已。

　　他的这种依赖不是说多么喜欢对方，而是喜欢两个人吃饭，两个人打电话，两个人看电影的形式而已。一个走了还会有下一个，如果不能醒悟在这段关系里自身的重要性，就永远会找一个能够给他安全感的替代品。

　　依赖先生实在不想再充当他们的电灯泡，便向我来讨治愈的良方，我连蒙带骗把他一个人送去了东南亚自由行。到了越南的第一天，他就躲回酒店给我发微信求救，说他语言障碍不知道去哪儿玩，我呛他说："把你小时候扮小燕子那股目空一切的大智若愚拿出来。"他悻悻挂断了电话，然后神奇地消停了

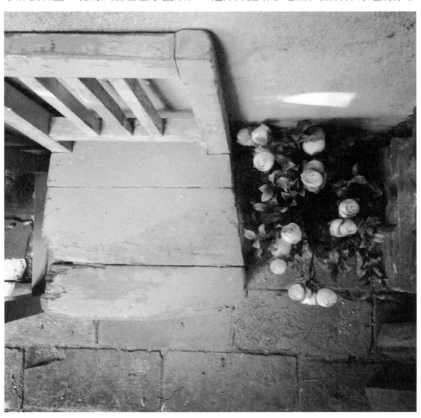

一个月。

一个月后，我们给依赖先生接风，饭桌上都在听他分享各国的奇妙见闻。我好奇他是怎么办到的，他说："在那个环境下，谁都不认识，你不逼自己一把，就玩不出个所以然来，一个人吃饭、逛街、游泳、去酒吧，感觉世界并没有因为没人陪伴而变小，反而变大了。"

在这之后，依赖先生在北京组了个编剧团队，靠着圈子里的人脉项目接不断，有时候忙得连聚会都不参加。他现在生活的重心不是为了别人，而是把赚钱放在第一位，专心自在地对自己好。

起初我以为这是旅行带给他的独立，后来才知道，在回国前一晚，他在芭提雅酒吧认识了一个新西兰的华裔，两人一见如故，彼此约定为自己奋斗，于是谈起了最不让人省心的异国恋。

但我仍然觉得他变好了，至少他没有隔三岔五地吵嚷着要飞去新西兰。

身边的人、事大多存在变数，你根本无法知晓此刻的拥有下一秒是否还存在，最稳定的安全感，其实是对自己的依赖。

你要寻的那座岛屿，就在自己的心里。

Chapter 15.
End

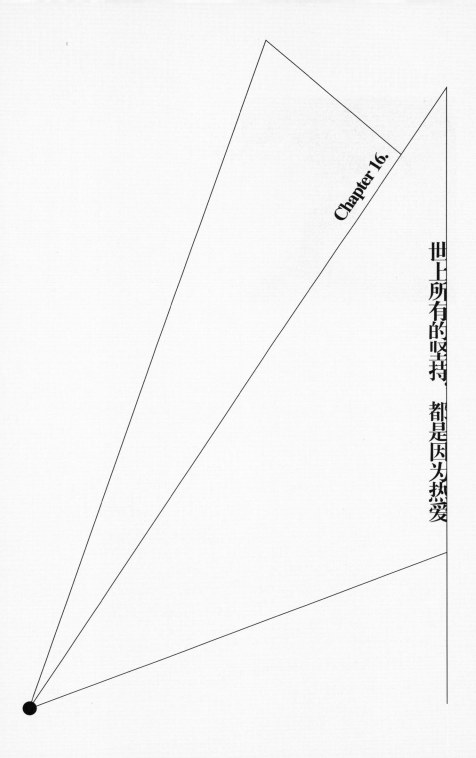

Chapter 16.

世上所有的坚持，都是因为热爱

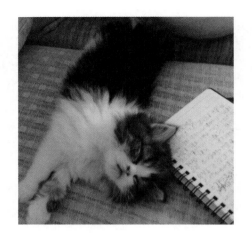

我们现在所经历的迷茫和窘境，其实就归咎于过去不愿面对的改变或多年来不曾根治的恶习。如果因为做一件事而无法坚持，那么到了二十多岁需要对外界承担一份责任时，就欠自己一个交代。

上个月，朋友跟一个大佬级别的经纪人吃饭，把我顺道捎上了。刚一落座，那个大佬就讲起前段时间去美国旅行的经历，劝我们好好打拼，争取今后能到那个自由的国度去看看。聊了一会儿见他的朋友还没到，就斟满茶水，给我们讲了一个故事。

他说："我们每个人身体里其实都装着一个宇宙。"

阿 Ken 是个香港人。

因为一直怀抱着内地梦，于是从港大毕业后，他拒绝了香港公司的 offer（工作），直接投奔成都。张艺谋说成都是一座来了就不想走的城市，受他影响，阿 Ken 对这座城市情有独钟。

故事的开始就发生在这里。

来成都的前两年，阿 Ken 全然陶醉在自己的游客身份上，靠着家里的钱吃喝玩乐。他异常钟情于火锅，几乎隔两天就会吃一次，还必须是牛油锅底，辣到嘴巴红肿满身大汗才能爽快。最好笑的是，他还喜欢上了打麻将，成都的麻将叫"血战到底"，一桌四人和到最后一人为止，他说这种畅快淋漓的"厮杀"打牌方式非常带劲儿。这份比成都人都还爱成都的情怀，让阿 Ken 短时间内就交到一帮挚友。

到了第三年，阿 Ken 败光了家里给他的钱，回头看身边的人都在各自的岗位忙碌，才从桃花源里醒了过来，开始考虑生活的问题。对一个普通话还说不标准的香港人来说，找工作其实不易，多次碰了壁，最后因其是艺术设计毕业生，经朋友介绍进了一家婚纱店设计婚纱。

一晃又是两年。二十六岁的阿 Ken 从刚进店的学徒到自己动手设计婚纱，看似步履不停，却遇见了自己的瓶颈，店铺不大，生意也就还好，况且因为放不下面子的缘故，有些单子还得让给另一个女设计师。那个时候，他骗家人说他在一家外企上班，小日子过得红红火火的，但实则底薪加提成，一个月下来也就只能解决温饱，根本攒不下钱来，手里靠两张信用卡，拆东墙补西墙勉强

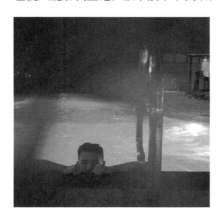
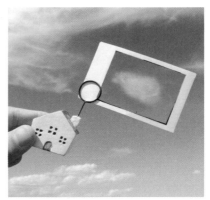

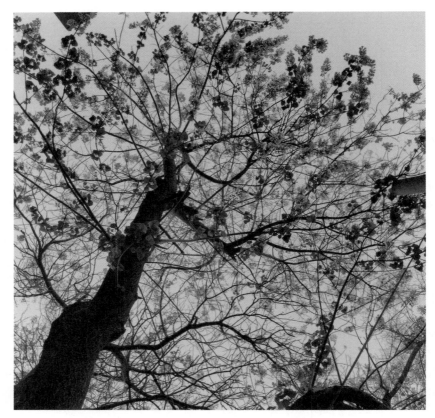

过活。为了省钱还时常逃掉朋友组的酒局和出国旅行，渐渐地朋友也少了。他最喜欢做的事情变成下班后宅在家里枯燥地上网、写博客。

真称得上穷困潦倒。

2008 年汶川地震的时候，阿 Ken 接到了笔大单，说是那个要嫁人的富二代是阿 Ken 博客的忠实粉丝，点名要他设计的婚纱。第一次见面沟通被对方邀去仁和春天顶楼的咖啡馆，他丝毫不敢怠慢，打扮得油光锃亮地去了。

还没来得及消化女生的劲爆身材，就地震了。当时大地就像哀号似的，天瞬间暗了下来，所有人都疯了，四处乱窜，尖叫声和杯子的破碎声此起彼伏。

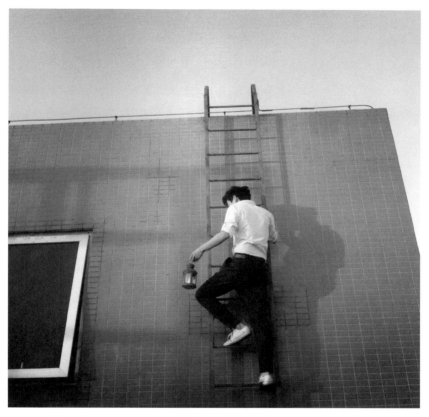

阿 Ken 想都没想，拉起女生就往应急通道跑，女生吓得一边哭一边叫，高跟鞋都跑掉了，于是他不管人家同不同意，直接拦腰把她扛了起来。小小的楼梯间止不住地晃悠，天花板一直在落灰。那种恐惧，看客们无法感同身受。

两人安全到了街上，外面黑压压挤满了人。女生下了地站不稳，整个人就瘫在阿 Ken 身上，他当时非常尴尬，因为她的胸，真的太大了。

后来事情的发展非常顺天意，女生逃了婚，跟阿 Ken 好上了。但女方的家长一直对他耿耿于怀，见面聊了工作后更是戴上了有色眼镜，"不可能"三个字给了他们这段恋情最好的回应。

地震后余震不断，整个城市都人心惶惶的，阿 Ken 一慌神不小心向妈妈说漏了嘴，让家里人知道他在婚纱店工作，于是家里人坚决反对，劝其改行。面对家庭和爱情的压力，他感到前所未有的彷徨。

好在那个大胸女生是个典型的"我喜欢谁关你屁事"的白羊座女孩，瞒着爸妈偷跑去阿 Ken 的店里，一有机会就给他加油打气。久而久之，他被女生感染，于是重新振作，跑去女生家立誓说，给他一年时间，如果还是没有改变，他就放弃女生。

说实话，这份冲动不全是女生给的，而是他真心觉得自己在设计这块可以搞出名堂。他从未想过离开这座城市。而爱情给他最好的助力，就是有了责任以后，自己的行为不会太荒唐。

阿 Ken 说他有次无意看了张艺谋的一个采访，张艺谋说当初拍《活着》的时候，他可以跟葛大爷谈剧本到凌晨三四点，葛大爷撑不住睡着了，他就看着身边的工作人员谁眼睛还睁着就跟谁说。跟张艺谋合作过的人都说他精力特别旺盛，一进摄影棚就亢奋。

亢奋绝对是做一件事最源头的动力。

就好比习惯早起的人，拉开窗帘后看见蓝天白云就莫名兴奋，厨师看见食

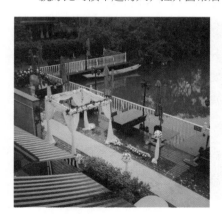
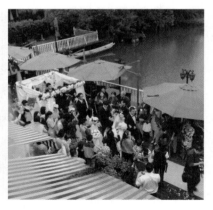

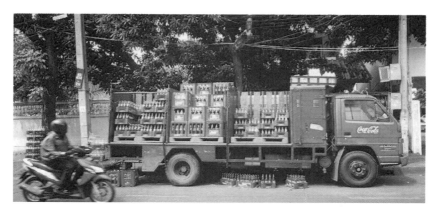

客狼吞虎咽地吃自己做的菜心里就觉得异常满足，摄影师遇见一个好模特，一股脑儿拍完才发现自己满身泥泞。

怀着这份心情，阿 Ken 花了半年时间，让自己彻底爱上画婚纱，然后没过几个月，他就被一个国内知名的独立设计师团队挖去当设计总监，北京、成都两地飞，加上自己是香港人的优势，让内地的客户有种国际化的归属感，赚得盆满钵满。

再问女生他们的恋情如何归置时，对方却说她要移民了。

事已至此，阿 Ken 没有多挽留。在双流机场跟她告别时，女生抱住他的脖子，在肩膀上狠狠咬了一口，说放弃她吧。阿 Ken 没有回答，只是拍拍女生的背，像是安慰。

成都刚进入夏天，一切都变得慵懒且随意，让闲适的节奏更添几许，只是地震后的天府之国，鲜有蓝天，每天都是雾蒙蒙的。女生走后，阿 Ken 经常去他们相遇的咖啡馆小憩，想起当初他扛着女生逃跑的画面，觉得又可笑又励志。

这些年，他们靠手机联系，有时候实在忍不住了，阿 Ken 会飞去美国找她。于是不管女生之前是刻意不回短信还是一而再再而三叫嚣着分手，见到他后必会以缠绵代替。来来回回几次，女生的父母只好睁一只眼闭一只眼，默许了他

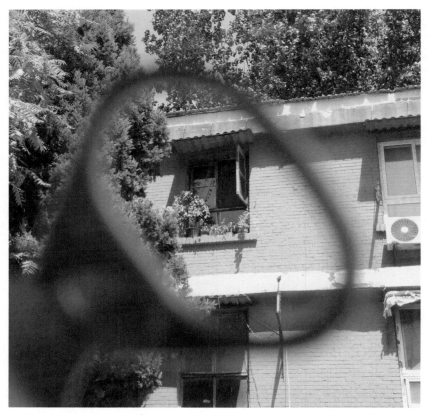

们这段异地恋。

直到 2011 年底，女生突然跟阿 Ken 说她订婚了，这次是她喜欢上对方，逃不了抢不了。不信邪的阿 Ken 飞过去想弄清事情的原委，结果出了机场，就看见那个所谓的未婚夫在宾利车里等着他，然后非常友好地带他去参观自己的制药厂，吃了当地最昂贵的西餐，并承诺会爱她一辈子。如同坐了一次跳楼机，心情直上直下，阿 Ken 面如死灰地默默飞回国。

女生结婚之后，因为老公抽大麻闹得有些不愉快，她找过阿 Ken 几次，但阿 Ken 的手机号成了空号，一切聊天软件的头像都是黑白色，问身边的朋友，

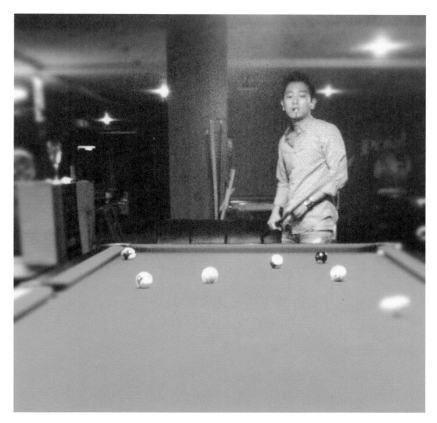

也说他就跟消失了一样杳无音信。后来，她老公的制药厂被警方查出来做毒品加工，背后竟牵扯起由她老公牵头的国际贩毒链条，女生被证实清白后吓得跟他离了婚，跟家人搬到新泽西州的一个小镇上生活。

故事到这里暂且画上句号。

经纪人大佬抬手跟前来的朋友打招呼，等到那个穿着风衣的男人一落座，我跟朋友惊着了，那张脸作为金牌影视制片人经常出现在新闻上。经纪人大佬简单介绍了他，除了投资影视，他还有自己的服装品牌，就连去年双十一淘宝流量最高的那家护肤品店也是他的。

我跟朋友默默在旁边听着他们的谈话，风衣男一直在询问人才输送和绿卡的问题，看样子是准备移民。经纪人大佬打趣说他坚持了这么久终于可以过去了。起初我俩不明白，后来走的时候，他轻轻在我们身边说："他就是阿Ken。"

那晚我失眠了，想到阿Ken消失的那两年，一定做了最大的坚持，如同当初坚持设计婚纱一样，坚持让自己更有能力去追回那个女生。

我们现在所经历的迷茫和窘境，其实就归咎于过去不愿面对的改变或多年来不曾根治的恶习。如果因为做一件事而无法坚持，那么到了二十多岁需要对外界承担一份责任时，就欠自己一个交代。

我相信，阿Ken去了美国后，一定会在新泽西州跟女生相遇。上天会给勇敢的人最好的福气，好弥补他们动荡的那几年离合，也证明他当初的坚持，没有让自己的后半生有丝毫悔意。

别给自己找太多放弃的理由，因为比你好的人还在坚持。而这个世上所有的坚持，都是因为热爱。

祝我们再遇见，都能比现在过得更好。

Chapter 16.
End

Chapter 17.

人生中那些舍不得的东西

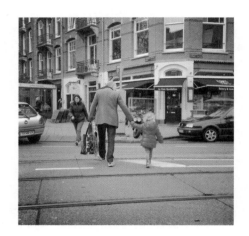

好像总是这样，有了自己的世界后，亲情需要被随时提醒。看见故人去世才感叹家人老了要多多陪伴；看见一篇文字、听见一首歌，才会幡然醒悟自己对家人是不是做得不够好。

或许我们只有真正失去了，才会懂得那些一辈子舍不得的人，心里的担忧和怅然。

人一生会拥有太多东西，但衣柜容量有限，抽屉容量有限，心的容量也有限，所以需要经常来腾空一些位置，让新的进来。但有些人，衣服穿旧了，东西用坏了都舍不得丢，心里实诚地放着一个人，容不得虚掷。

舍不得先生说："东西和人一样，待在身边久了，自然就处出了感情。"

四岁那年，舍不得先生把我从四川达州的小县城接到了成都，那是我第一次离开父母，也是第一次看见城市的样子。舍不得先生的公司给他配了套房，门前有密密麻麻一排叫不出名字的花，那个时候，我在屋里的大理石地板上打滚儿，趴在窗根上看天，感觉云是可以摸到的，空气也都是香的。

舍不得先生是个天生的艺术家，他写得一手没练过却笔迹娟秀的毛笔字，他会用废弃的硬纸片订成一本簿子，写上字给我当生字卡，以至于我在上小学一年级的时候，就已经认识了几百个生字。某天看见他书桌玻璃板下压了一张老虎图，我以为是他把客厅的日历给剪下来了，结果他告诉我是他画的，没学过画画却懂得用水粉，更夸张的是老虎身上细致的白色毛发都是一笔笔勾出来的。除此之外，我十岁之前的头发都是他给我理的，每本新书的书皮都是他给我包的，养仓鼠的小窝是他给我搭的，就连自行车、台灯、计算器坏了，也是他给我修好的。

他拥有一切我无法企及的能力，活脱儿一个现实版的哆啦 A 梦。

在父母来成都之前，我跟舍不得先生一起生活，所以建立了非常深厚的革命情感。从尿床后他给我洗床单，每天带我去楼下晨跑，辅导我写作业，用口水给我涂蚊子咬的包，到看电视的时候给我抠背，以及不厌其烦地喂我吃饭，舍不得先生的教育方法绝对是溺爱型，但好在我没有恃宠而骄。

说到吃，不得不说一下舍不得先生的倔脾气。他不喜欢下馆子，每当我在他面前说到在外面餐厅吃到的菜时，他总能默默记着，然后想尽各种办法学会那道菜，顿顿都做给我吃，以至于从小到大我的主食就是各种啤酒鸭、炒虾、水煮鱼等高油量大菜。六年级毕业后，同龄人都有了审美，当自己因为体重被

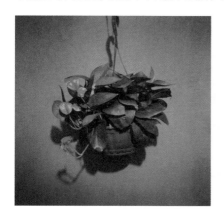
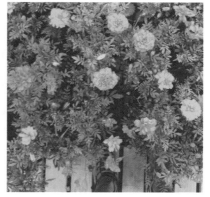

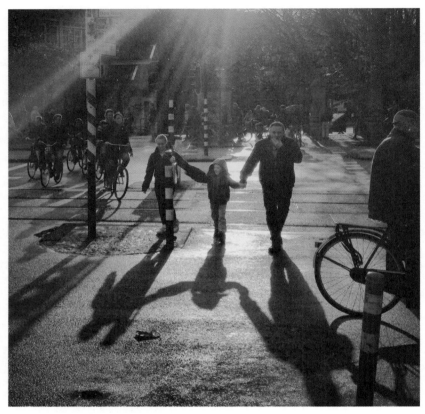

取了各种绰号后，才意识到吃这些大菜的罪恶。

　　初二那年，父母在成都买了新房子，我自然要离开舍不得先生跟他们一起住，但好在离他家也就半小时车程。还记得搬新家那天，舍不得先生给我打包行李，他从床底下拉出来一个铁箱子想让我爸带上，我打开一看，里面装满了小时候玩的玩具和不穿的旧衣，我呛他说没用的东西就丢掉吧，他倒是执拗，抢回铁箱说："那我先给你保存着，等你老了看到这些可全都是回忆。"

　　他舍不得的还有很多，比如那本已经被我画花了的生字卡，他至今都垫在自己枕头底下；比如那把给我理了好多年头发的剃刀，上了初一后我再也没有让他给我理过头发，每次从外面理发店回来他总是怪我妈，说头发理得不好看，为此我还跟他闹过别扭。爸妈买了车后想带他去外地逛逛，他偏说费油，不如在自己的"桃花源"里自在，还有他给我做的每一道大菜，自己都舍不得动一下筷子，以及这么多年，我犯了大大小小的错误，他也舍不得骂我。

脾气倔，对吧。

高三那年是我的黑暗奋斗期，每天睡五小时疯狂背书。舍不得先生怕我妈照顾不好我，便每天走几公里路来我家做饭，让他就在我家睡，他不肯，开车去接他也不愿意，胸有成竹地说每天早上五点起床锻炼身体这点儿路不在话下。

一模成绩下来后，危机感化成了彻头彻尾的压力，我坐在凳子上看着肚子隆起的几层肉心烦，偏偏这时舍不得先生又端上来一满碗自己包的包子，我脑袋一热便拿他出了气，嚷嚷长这么胖都是因为他给我吃太好了，明明不想吃，还偏给我做，没人喜欢胖子，老天才不会给一个胖子任何机会。这一闹，把舍不得先生直接吓回了自己家，一个星期都没出现。我心里对自己也怨怼，但就克制不住，那几天，眼泪哗哗地掉，感觉差不多把后半生的都流完了。

后来因为朋友的外公去世，葬礼上我看着宾客围着水晶棺里的老人转着圈默哀，一下子心慌了，跑回舍不得先生的家，狠狠道了个歉。

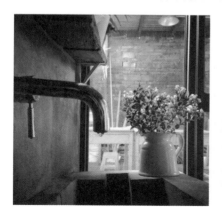
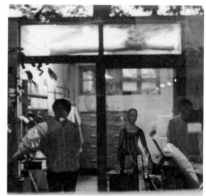

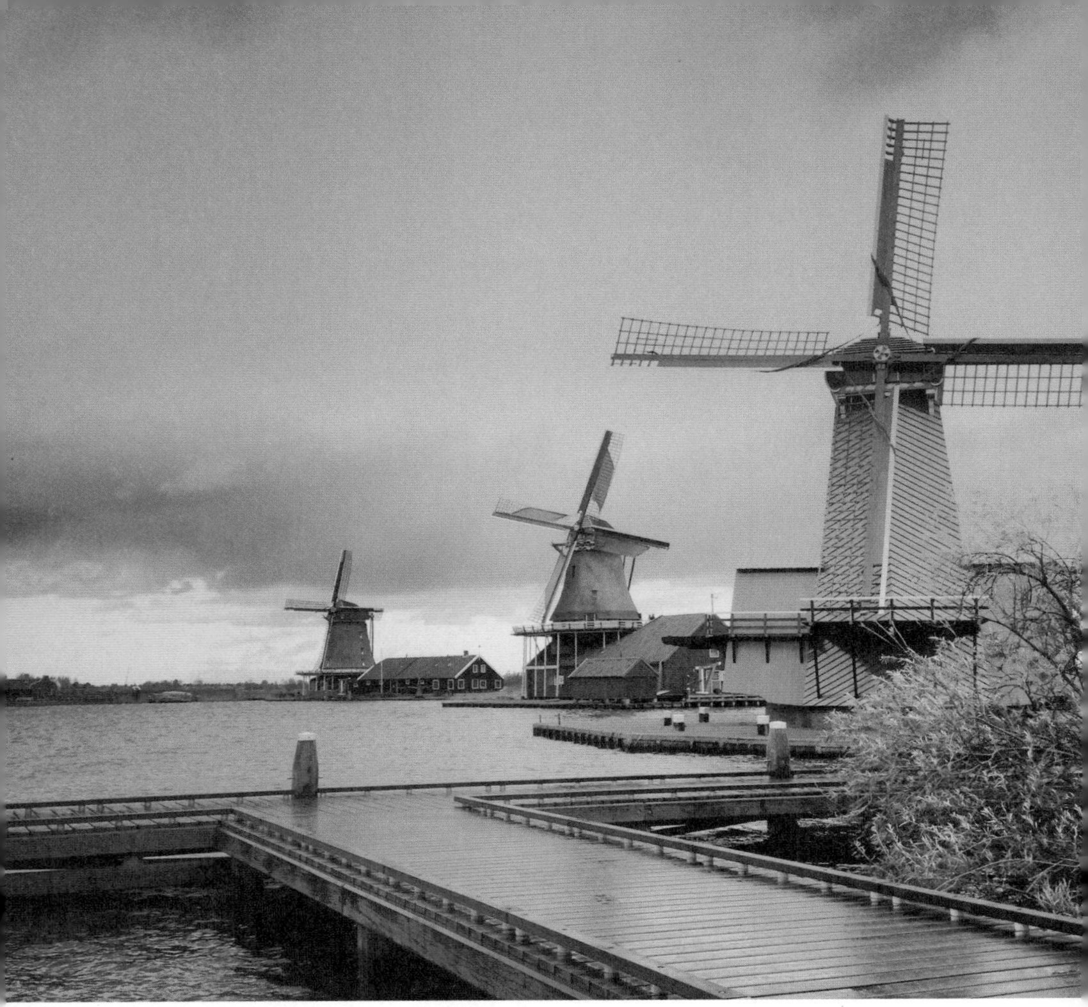

高考结束，成绩还算理想。还记得刚上高三的时候，家里人就讨论过报志愿的问题，几乎一致建议我就留在成都，唯独舍不得先生高调支持我去北京。填志愿之前，他专门找过我，语重心长地告诉我那个城市才能装得下梦想，他说自己年轻时在战场上立了功，回来就被派到北京，他喜欢那座城市，事业也顺风顺水，但为了把一家人的户口从村里迁到城市来，不得不回了四川。

惊讶这段经历之余我故意呛声：“怎么，你舍得让我一个人去北京啊？”他说：“舍不得啊，但也没办法，觉得欠着你，我知道，你怪我从小把你当个女孩子养，把你宠太好，绑太紧，你心里一定是怨我的吧，所以，走了也好，去看看外面的世界。"听到这儿，话不多说，我抹了把眼泪就抱住他的脖子一顿哭，觉得自己就是个浑蛋，越是被给予太多爱，越是不着调地埋怨。

最后，我还是去了北京，但心里暗自起了誓，一定要把舍不得先生拽上飞机，让他回一趟北京。

来北京的第一年挺顺利，工作和写作都风风火火的。听我妈说舍不得先生几乎走哪儿都把我的书带在身上，尽管他根本看不懂，还总是装模作样地拿着放大镜来回读开头那两行，高度总结出这是讲年轻人的爱情故事。

放假回去的时候，特意去他的枕头下看看，那本字卡据说被我弟撕烂了，取而代之的是我的书，我说他压在枕头下睡得不舒服，他偏要放着，我只好哭笑不得地又给了他几本，把枕头垫垫平。看着家里被他补过好几次的皮沙发，用了几十年的玻璃柜，书桌下面那幅褪了色的老虎图，时间好像没走，我还跟那年腻着他的小孩儿一样。

我跟朋友聊起他时，说他这一生舍不得太多东西，唯一舍得的，就是让我离开了他。

我跟舍不得先生靠电话联络感情，起初是隔天打一次，后来工作渐渐繁重，他打来的时候我不是在开会就是在忙，到现在变成一周一次。但时间久了，每

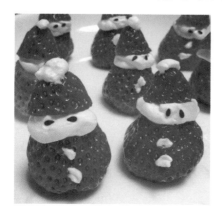
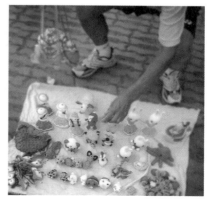

次的话题都围绕"身体好不好""工作忙不忙""吃得好不好"，于是我便失去了耐心，连那每周唯一的一次通话都觉得麻烦。只是他每每挂电话之前那句"我听听你的声音就好了"又总是触到我的神经，然后在心里把自己骂上一万遍。

好像总是这样，有了自己的世界后，亲情需要被随时提醒。看见故人去世才感叹家人老了要多多陪伴；看见一篇文字、听见一首歌，才会幡然醒悟自己对家人是不是做得不够好。

或许我们只有真正失去了，才会懂得那些一辈子舍不得的人，心里的担忧和怅然。

现在我一回家，舍不得先生仍会做一桌子大菜，只是味道不那么好了，因为他总是忘记放盐。我坐在他身边的时候，他也总会不自觉地把手伸过来给我抠背，只是没多一会儿他就低着头睡着了，我看着他的头发又白又硬，像一根根鱼线。

电话里他呜咽着重复上一次的话题，我在说话的时候还经常"喂"半天，我以为是自己手机的问题，一看话筒声已经最大，再听着那一声声"喂"，鼻子难免泛酸。

时常想起年少时，舍不得先生碰见熟人常去跟他们握手，我总会没礼貌地扳下他的手，不怀好意地盯着那些人，舍不得先生哭笑不得。

因为那个时候我心里觉得，他只能是我一个人的爷爷。

Chapter 17.
End

Illustration · 插画 卫生纸

那些你很冒险的梦，我陪你去疯。

她这就像你身后的一阵风，
可以带你去更高的地方……

时间容不得挥霍，你必须加快速度……

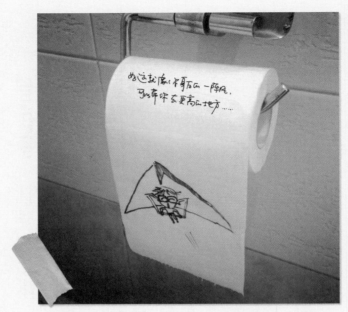

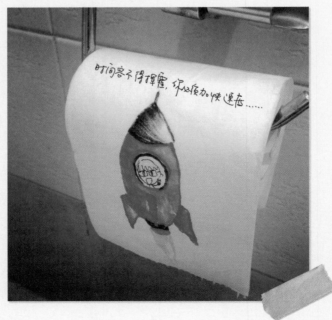

世界是个大圆圈，
前进的路上，我永远和你在一起
……

追梦的路上总是孤独，
终有一天你会发现，
你已经拥有了整个世界……

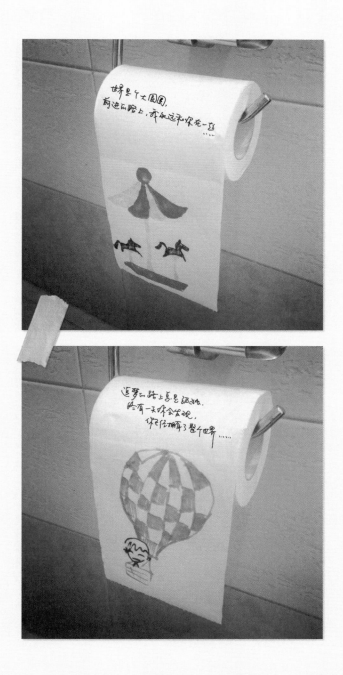

没有不能走的路，
只有不敢走的人……

原来有个人，
陪你经历人生的高低起伏……

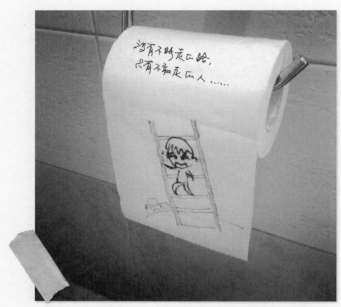

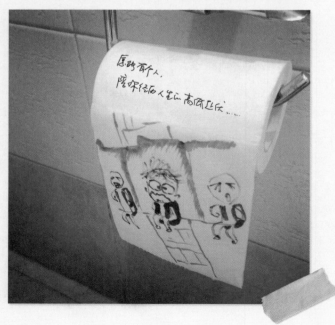

面对再大的挑战，我愿陪你
纵身一跃……

善良的人永远是受伤，
但最终会得到幸福……

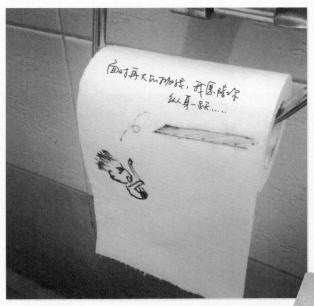

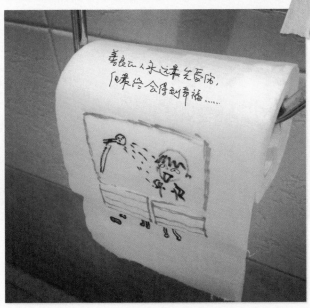

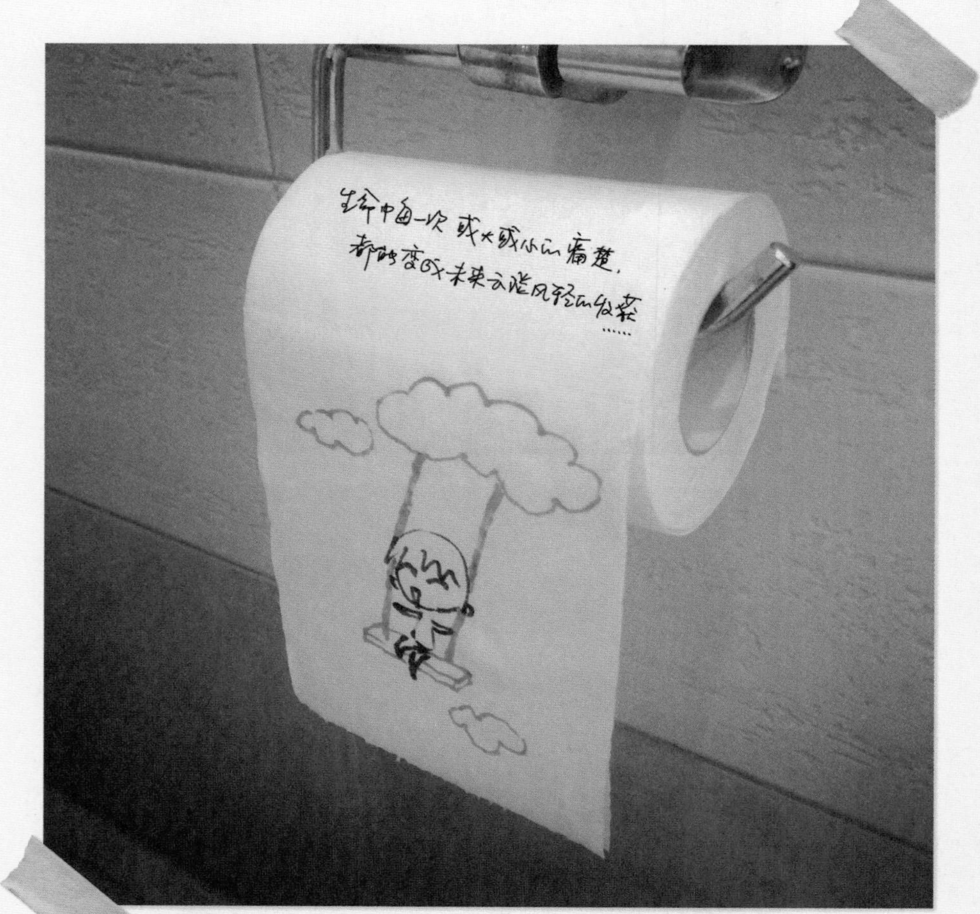
生命中每一次 或大或小的痛楚，
都将变成未来云淡风轻的往事
……

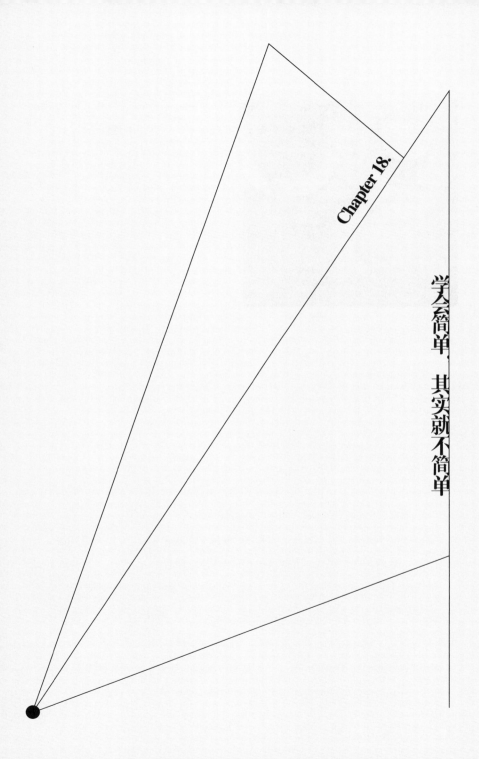

Chapter 18.

学会简单，其实就不简单

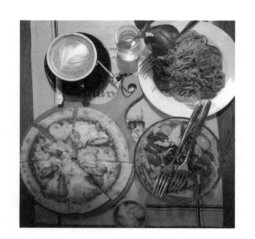

有人因晴天开心，因雨天沮丧，被外界牵动情绪，靠他人感受幸福，这些都不能持久，唯独自己心里对自己的认同才是最牢固的满足。

　　这个世界已经足够复杂，能把繁复的生活过得迷人，把执拗的情绪释放得平和，不是一件容易的事。学会简单，其实就不简单。

　　简单小姐人生两大要义，就是吃和钱，并且毫不避讳地爱它们，因此她说："当一个人能把生活目标看得如此透彻和明白，那过程就不会给你太多难堪。"

　　简单小姐是我室友一姐们儿，人生履历精彩得出奇。她出身农村家庭，经济拮据到学费都需要亲戚凑，更别提吃得能有多好了，但神奇的是，从初二起她身材就开始走样，活脱儿变成了满身"莲藕"的胖妹，饱受欺负和冷眼。其间用过各种减肥办法都无果，最好笑的是有一次因为节食第二天体测直接晕在了操场上，然后住院花了家里几百大钞，在家懊悔地哭了好几天。

可就在暗无天日的时候突然世界裂了条缝，简单小姐在没有控制饮食、没有运动的忙碌高三，体重直线下降，半年减了将近八十斤，去体检说一切正常。这道阳光一照进来，整个世界亮堂许多，她不仅减了重，五官也有了空间炫耀，大大小小的相得益彰，使她恍然变成一个南国小"赵薇"。

在空气都是油墨味儿的高三下学期，简单小姐却被导演相中进了娱乐圈，拍了部青春片斩获国际大奖，还跟着导演在新加坡走了红毯，惹得没见过世面的同学各种追捧。当时所有人都鼓励她考北影，加上一窝蜂的赞助商都愿意用代言换她的学费，于是简单小姐的人生轨迹就此转了弯。

只是这道裂缝被上帝洞开的同时，也留下了说好不好说坏不坏的后遗症。简单小姐变得特别能吃，而且成了怎么吃都吃不胖体质，她一天能吃五顿饭，而且狂爱红烧肉，光用红烧肉的油汤泡饭就可以吃好几碗，为此，她的专业老师时常心抽抽。说到大学，她来北京之后，几乎没用过家里的钱，从小镇过渡到首都，三观短时间内被重置，她开始渐渐脱离了当初井底之蛙的归属感，转而对城市的霓虹产生兴趣，而兴趣的终极体现，就是对钱的需要。

至此，一个对吃和钱忠贞不贰的女人，完成终极进化。

大二的时候，简单小姐被叫去一个古装戏的组，搭戏的基本全是咖。其中

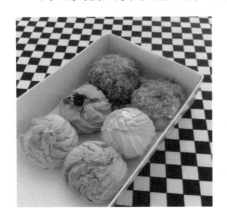
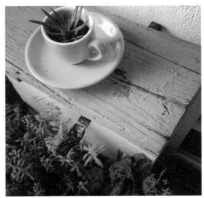

Security Services Center
0 7728 0222 , 08 1988 1009

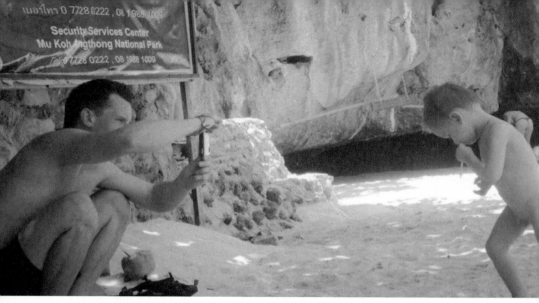

有一个水果卫视出来的小花旦，在观众眼里是个清纯的可人儿，实则是个逼格高、耍大牌、严重被害妄想症患者，所有人包括她拍了定妆照都很满意一致通过，可等到开机那天，却不见她的踪影，同时迟到的还有简单小姐。那个小花旦说是因为觉得自己造型太丑躲在酒店房间不愿出来，而简单小姐则是因为还在餐厅啃最后一块炼奶小馒头。

于是开机第一天简单小姐就得罪了剧组，但接下来的事更是让人啼笑皆非。小花旦经常拍着拍着借故上厕所然后人就消失了，这可以理解为耍大牌，但简单小姐这种后辈居然也拍着拍着消失了，不过唯一不同的是，前者是真的失踪了，后者一定可以在餐厅或者酒店房间的零食堆前找到她。

导演怒斥二人简直是TWINS（双胞胎），组个组合可以让每个剧组喊祖宗。好在戏已经开机，临时换人代价太高，最终还是顺利拍完了。播出时还造成了小轰动，里面的女明星接二连三地上了位，耍大牌的小花旦也戏约不断，唯独简单小姐没什么动静，因为导演活生生把她贵人的戏份剪成了宫女。

后来不知道是有人刻意为之还是怎么的，简单小姐在圈内坏了名声，大家似乎把小花旦的“丰功伟绩”全加在她身上，三年零戏约，连个摄像机都没见过几次，于是渐渐地连专业老师也冷落了她，如同清宫剧里一样，她彻底被打入冷宫。

没了戏约，自然也断了财路，那段时间，简单小姐看着户头六位数变成四位数三位数，感受到了这个世界的恶意。可以说钱是她生存的安全感，吃是她生活的乐趣所在，没了那件最结实的铠甲，就觉得全身都是软肋，被轻轻碰一下就会骨折。

但是，没钱并没有让她丧失对生活的信心，而是把这个欲望表现得更加淋漓尽致。

她说只有爱钱的人才能得到钱，这是宇宙给懂得坚持的人唯一的回应。她把杂志上的名车、名表、包包和化妆品剪下来，贴在墙上，在上面写上自己的名字，然后每天告诉自己，这些东西都会是她的。这还不止，她会每天早上起来坐在床上假装握着方向盘，然后左右摇晃说自己在开车。还好这种在我们看来病态的行径没有让她变成一毛不拔的铁公鸡，只是很会精打细算罢了，能花 100 的事绝不花 200，比如她在地铁口看上小摊贩的艺术摆件，人家开口要250，她还到 50，对方不干，她潇洒地甩出 50 块钱说："就 50，干吗，瞧不起人民币啊！"

起初我们都以为她疯了，但后来她闪婚嫁给了一个杭州的富商，从此开着

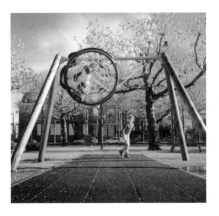
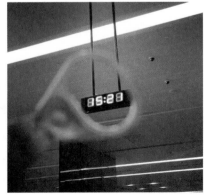

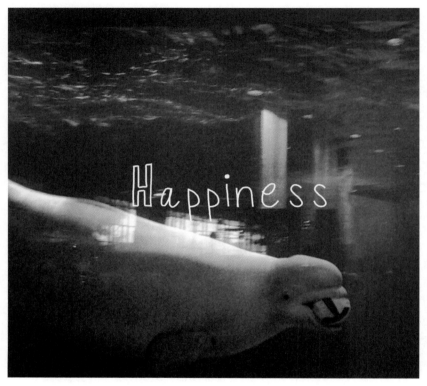

豪车，拥有了杂志上的一切后，我们疯了。

　　我室友每每讲到这里是各种羡慕嫉妒恨，她说没人能理解他们当时的心情，就好比你大学毕业后还在屁颠屁颠地找工作，人家就结婚了，婚礼在一个跟城堡一样的酒店里，满场都是吃的，正中央还是辆南瓜马车，然后告诉你那是一座蛋糕，一座哦！婚礼一开场跟童话似的，迎接她的那个三十多岁的老公，尼玛长得还特像张智霖，这还让不让人活了，太缺德了。最关键的是，第一个月的工资刚拿到手，一半多就用来交了礼金。

　　所以这个仇，我室友打算记一辈子，于是每次简单小姐从杭州飞来，她都要敲诈勒索其一番。

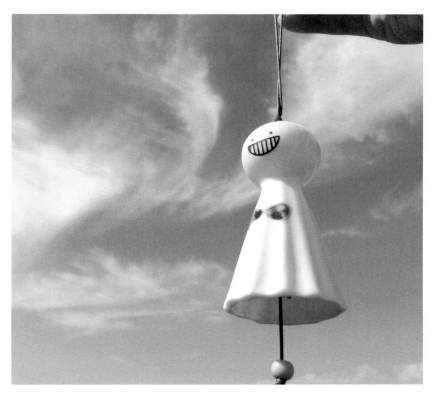

女人的报复心啊。

最近一次见简单小姐，是她从荷兰旅行返程，来北京看望我们。只见她把一本企划书从一行李箱的奶酪和饼干里面拽出来，告诉我们她要把北京某著名的连锁餐厅开到杭州去，迎接事业第二春，顺便每天只要踩踩油门就可以吃到自己最爱的东西。

我们再一次被刺激了。

室友说，她曾经也试过这种吸引力法则，把自己的脑袋剪下来贴在每一本杂志的名车上，每晚睡前都看着彭于晏的微博催眠自己这是她的未来男友，但到现在宇宙都没空搭理她。

我有次到杭州出差，简单小姐和她的"张智霖"招待我，两人恩爱爆表，一点儿都没有老夫老妻的平淡，其间也没发生过任何出轨剧情。"张智霖"说，他喜欢简单小姐最重要的原因，就是因为她聪明，知道满足，男人最怕的不是爱钱爱吃的女人，而是傻乎乎要了男人的一切还必须按她的规定去爱她。

当晚，我们在黄楼喝酒，我边说着不能喝边被他们灌，最后我们都醉了，我迷迷糊糊地听简单小姐讲那些年她的故事。她说："这个世上，能把自己活明白了的人没有几个，很多人缺少幸福感的原因是不知道自己要什么。我本来就很爱钱啊，所以我一点儿都不避讳常把它挂嘴边让所有人都知道。但是，正因为有了这个目标，我才敢去行动，然后每一次收获我都会感觉异常满足，对于吃，也是这样。有人因晴天开心，因雨天沮丧，被外界牵动情绪，靠他人感受幸福，这些都不能持久，唯独自己心里对自己的认同才是最牢固的满足。"

我当时听了这番话如同醍醐灌顶，但还是忍不住笑她，原来喝醉之后就变成女文青了，这台词比我微博段子都还恶心。

年底的时候，简单小姐的餐厅在杭州开张，说是生意很好，因为她经常跟顾客一起吃，大家都爱她。有几次还被年轻人认出来，说是在某某剧里演过一个宫女。简单小姐哭笑不得，想起那段经历，她突然爆料说那个小花旦之所以老玩消失，是因为偷偷把自己男朋友带到组里来了，因为她有次夜戏偷溜到大排档吃夜宵，大老远就看见小花旦跟一个男人手拉手，目测男人是个演员。

当所有人都好奇是谁的时候，她说她没看清，因为她的红豆饼出炉了。

或许生活的最好形态，就是人走茶凉后，你仍知如何乐活。而人与人最悬殊的差距，就是有人知道自己爱玫瑰，有人只说他爱花。

Chapter 18.
End

Illustration · 插画 Every day

每一天的你其实都拥有幸福的能力。

爱生活的前提，是爱自己，
爱自己的前提，
是对得起胃……

爱美之心人皆有之，
所以在面子工程上
你决不能偷懒……

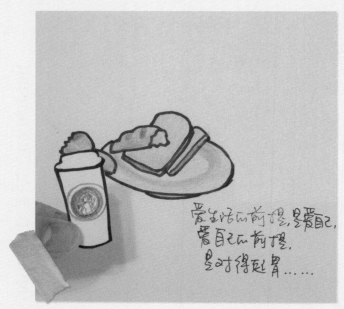

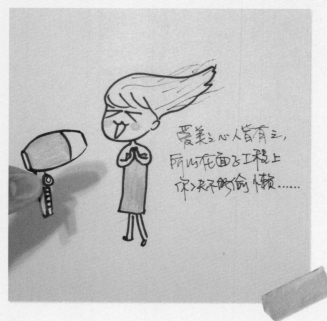

懂得控制情绪，
烦躁时需要自己降温……

POPCORN
好的爱情留给
主动的人，
等待爱情永远是很苦的……

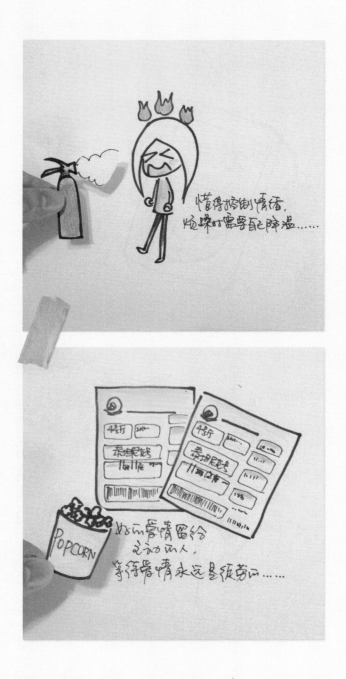

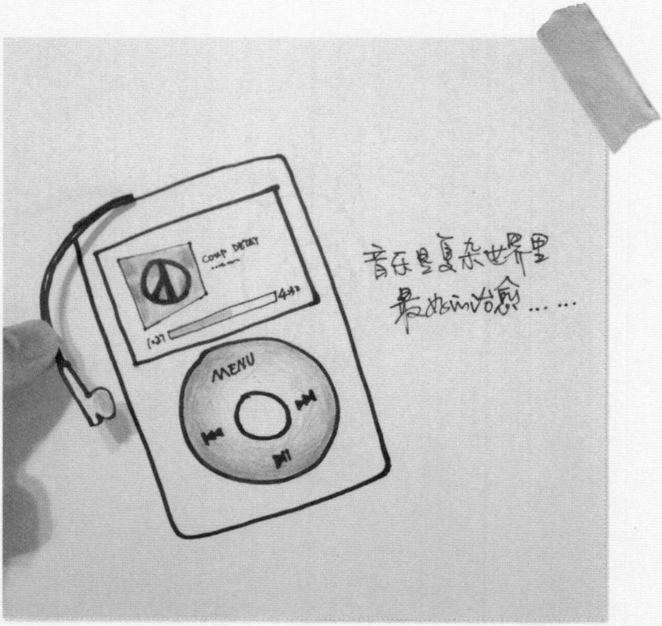
MENU
音乐是复杂世界里
最好的治愈……

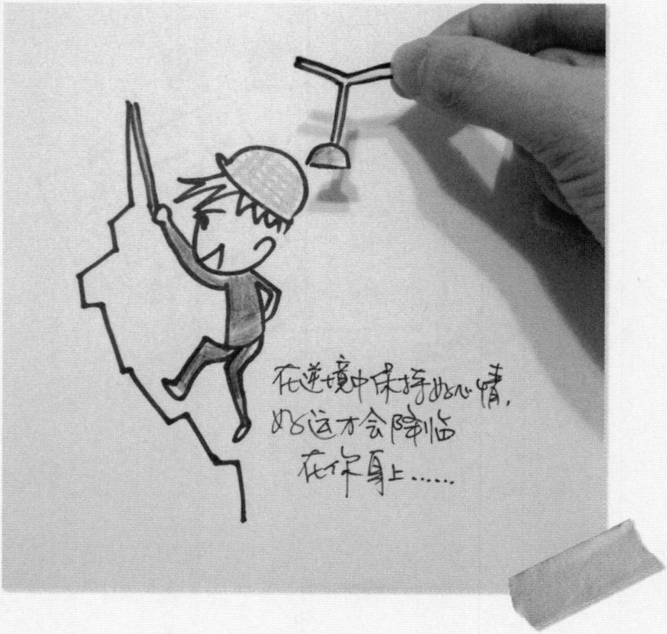
在逆境中保持好心情，
好运才会降临
在你身上……

我的微博
xxx
做最好的自己，从Monday开始
即便有时无人欣赏，
但自己仍是自己的骄傲……

保持干净不是洁癖的表现，
而是整理生活空间，
让想要的人和事出现……

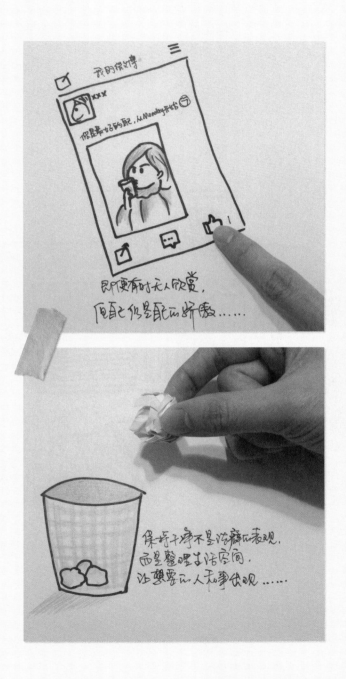

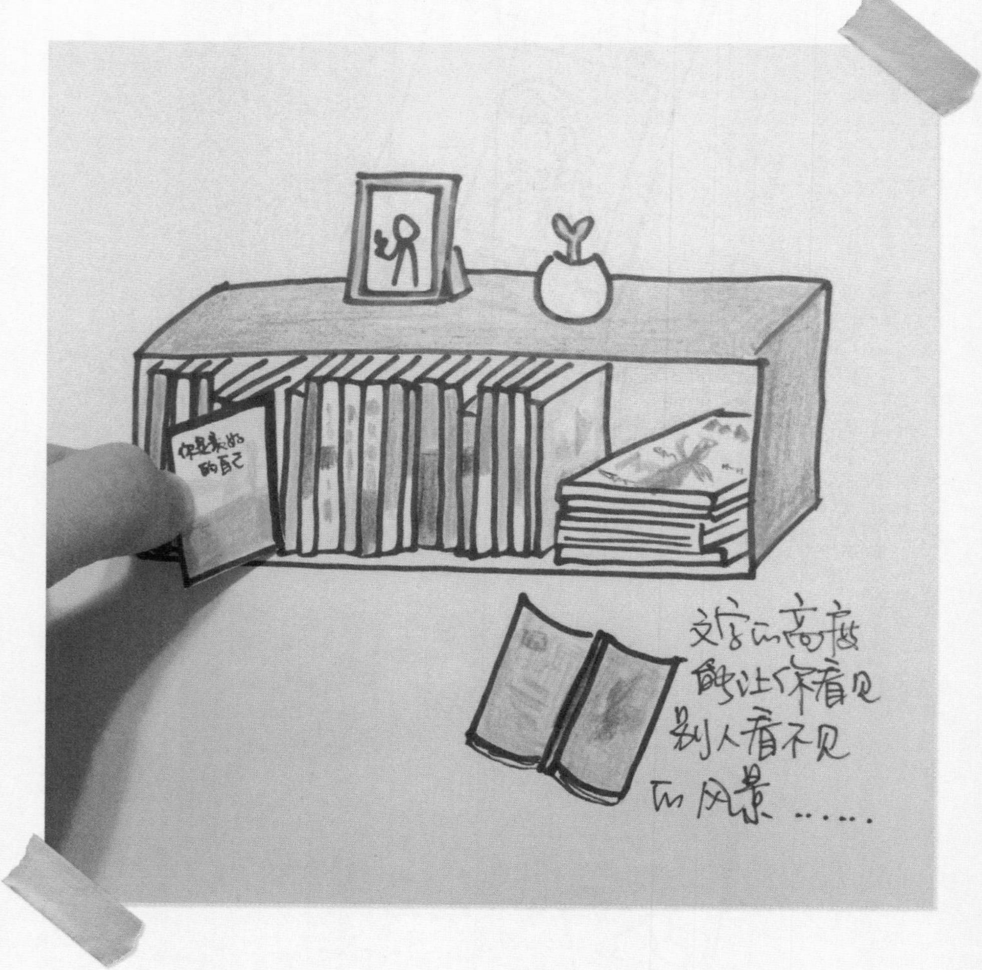
你是最好的自己
文字的高度
能让你看见
别人看不见
的风景……

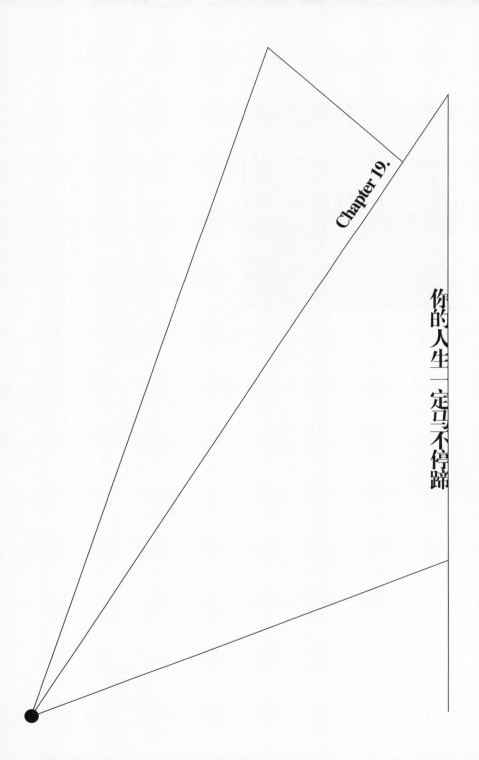

Chapter 19.

你的人生一定马不停蹄

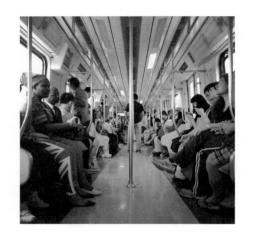

做一件事要服从当下的情绪和环境，再努力奔跑的人也终会有停下来撑住膝盖喘息的时候。

不过，休息之后要想再跑起来，就会力不从心，而如果不停顿咬着牙一直跑到终点，你是不会感觉太累的。

不知从什么时候开始，每个月总有那么几天，就像女生的生理周期一样，会陷入没来由的焦虑和难过中去，尽管你也不清楚自己在难过什么。

迷茫先生经常感觉很多事情没做，却不知道能做什么，已经握紧的双手到最后只能落寞地磕碰两拳手指关节。

他说："我想要的和我得到的总是背道而驰。"

严格说来，迷茫先生也算是个摄影天才，在 MP4 可以拍照的时候，他就在中学时代拍下过惊天动地的照片——偷拍小伙伴的睡姿。那些睡在书堆中间、横躺在阶梯教室椅子上的奇葩照，后来成了贴吧和 BBS 上争相传播的"大师"作品。

高二的时候，他拥有了第一台单反，于是彻底对摄影产生了脑残式崇拜，摄影 QQ 群加了几十个，上课的时候唰啦唰啦记着笔记其实全在写拍摄计划，省下生活费买了一堆摄影杂志，周末牺牲网游时间去公园拍作品。当时他身边所有人，包括我，都觉得未来在那些摄影杂志上，或者书店的摄影书架上，一定能看见他的名字。

后来每每想到这儿，都想说句脏话。就像胖子成了偶像潜力股，班花终将变成菜市场杀价主妇一样，迷茫先生让我们组团看走了眼，成了一家旅行社的普通小职员，每天的工作内容就是填不同的表格，偶尔需要早起跑去领事馆带客户面签。每天把不同的人送往不同的地方，自己却留在相同的风景里。

因为我毕业就来了北京的关系，所以一年只能有几次时间回老家与他碰面。那个原本在同龄人中染着黄发、脸上带着少年倔强、眯着一只眼在让人羡慕的高山和流水之间匆匆按下快门的男生，竟然变成了最最普通的人。

普通到放到人群里就找不到他，但随便叫声"喂"就回头看你的那种人。

迷茫先生潜心研究摄影付出的代价，是高三时成绩直接沦落成全班倒数。那个时候我劝过他，如果一个人做一件事的同时会影响到另一件事，那这个人，是没有资格三心二意的。当然他不会听我的放下摄影，但就算后半学期腾出一些心思在学习上，也没能逃脱拿着只能上二专的高考成绩单跪在他爸妈面前哭的结果。

其实大学对一个人最重要的影响，不是那个为你敲开就业大门的毕业证，而是能给你建立一个磁场，让你遇见怎样的人，而成为怎样的人。迷茫先生三年的专科生活，都是在寝室刺鼻的烟味儿和深夜此起彼伏的鼠标键盘声中度过的。身边人的爱好就是打麻将、看 A 片、逛街、玩网游，"梦想"这个关键词对他们来说是多余的，因为他们每个人都粗鲁地把人生分为活着和死掉两个阶段，结婚生子活着就好。

"摄影真的能养活自己吗？网上很多人拍得都比我好啊！"在一次次自我暗示与嘲讽里，迷茫先生终于选择了更多人走的那条路。

人终归是要跟现实妥协的。活着就好。

有一次迷茫先生跟他外婆吵架，索性直接飞北京度假来了。我说能跟外婆吵架吵到离家出走这么缺德的事也只有他干得出了，其实他哪儿是什么吵架，只不过在外婆面前有点儿无地自容罢了。因为外婆见不得他一回家就坐在电脑前或趴在床上懒散的样子，她说："这不应该是我们七八十岁的老太婆才干的事吗？"

迷茫先生灌了大半瓶酒下去，说："你以为我把那些破网页来来回回点开又关上、追剧消磨时间、看累了就玩会儿手机游戏很满足吗？每天在公司填表格填成傻 × 了，回家不窝在沙发上难道还扛着枪出去打一仗啊，好不容易想出去吃个饭，打开通讯录却不知道可以找谁。我也知道要充实自己，也会买点儿什么正能量、心灵鸡汤的书，可是看了两页斗志燃起来，睡醒就又被熄灭了。到头来，最先老的不是自己的样子，而是年少轻狂的心。"

好几次我试图把话锋移到摄影上，我给他列举身边朋友因为纯粹爱好摄影，最后开了工作室全世界各地巡拍，或者那些从小助理慢慢积累经验，变成商业杂志御用摄影师的例子，但最后都会以他的沉默作为话题的终结。

不知道从什么时候开始，因为对梦想有了信仰的崇拜，自然也就在追寻它的路上奢求及时的回应。谁都懂得如果自己认真做一件事，就会完成得很好这个道理，但很多人觉得它始终是个假命题，因为做一件事要服从当下的情绪和环境，再努力奔跑的人也终会有停下来撑住膝盖喘息的时候。不过，休息之后要想再跑起来，就会力不从心，而如果不停顿咬着牙一直跑到终点，你是不会感觉太累的。

很多人看不见终点而焦躁地思考人生，结果就是在一次又一次的自我否定

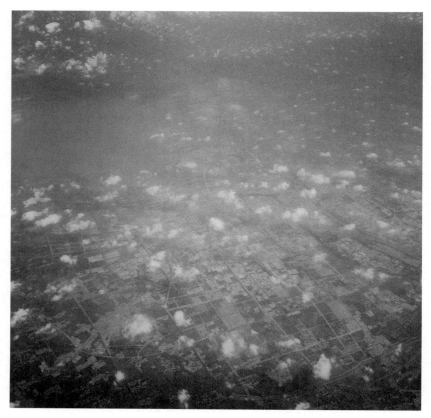

中彻底暂停。但每个人都有不同的阶段，会有不同的境遇，想得太多不如简单去做，当你对未来产生疑惑，试着去思考当下的自己可以做好的事。

50 分的你只能得到 50 分的回应，而很多时候觉得生活辛苦，是因为总在以 50 分的状态答 100 分的考卷。不要问你的坚持可以给你换来什么，而是你现在可以做的，是否已经做到最好。只有这个阶段完结，才能走向下个未知的命运。

这就是为什么那些成功的人始终都不会放弃的原因，因为他们知道自己每一个阶段可以做什么，也就能接受每一个阶段或微小或巨大的回报。

　　我决定写这个故事，是因为迷茫先生前几天给我寄了一张明信片，明信片是他自己打印的，像素不高的画面中，是一个侧躺在一堆教材上的小胖子，脸上肉太多把嘴唇挤成一个数字8。我笑到想骂人，因为那个小胖子就是我。

　　明信片的背面，简单的几句话，字迹还挺娟秀：

　　我觉得人活一辈子，一定要有个人，把这些闹心的蠢事记录下来。我辞职了，向南旅行。

　　想要的和得到的之所以时常会背道而驰，是因为你想要的，其实还不属于你，而你得到的那些，自己又不在意罢了。时间很短，容不得虚掷，时间又很长，要等很久才能找到归属。那些固执不肯松手的回应，到了最后，也都只是云淡风轻。

　　此刻的迷茫先生，应该在越南拍芽庄海滩的落日吧。

　　虽然到现在我都不知道他是怎么突然变了个人，但偶然翻开空间校内的相册，看着那些迷茫先生拍下的嬉闹和幼稚的回忆，心中就有了答案。我想，后来再看到这些照片的"受害者"，一定会跟我有心照不宣的默契，感谢他，并且也相信，他正在他的梦想里发着光热，他的人生一定马不停蹄。

Chapter 19.
End

Illustration · 插画 荷三

带上自己，去全世界。

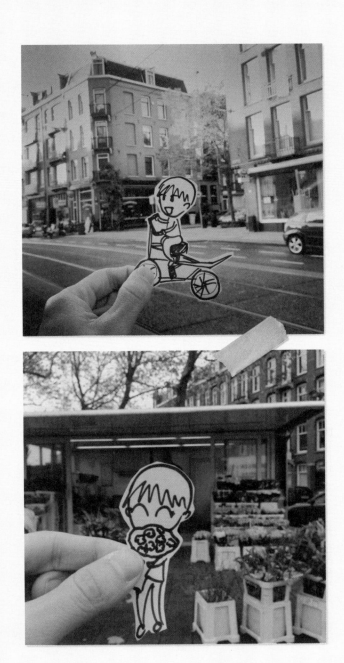

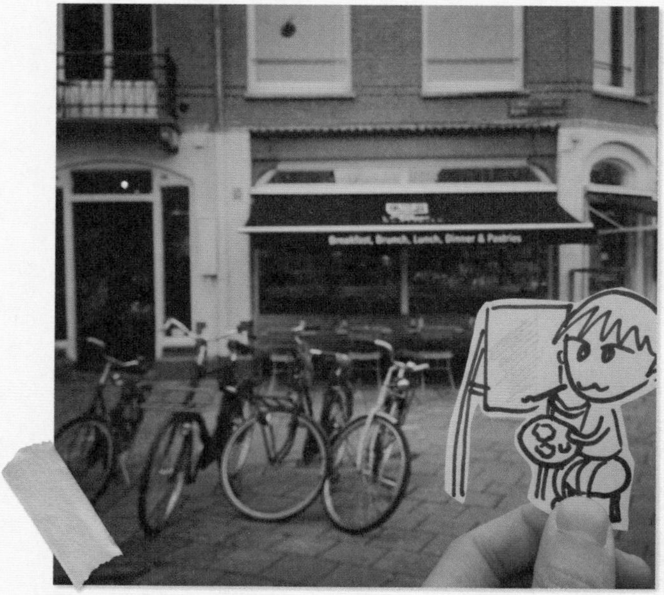

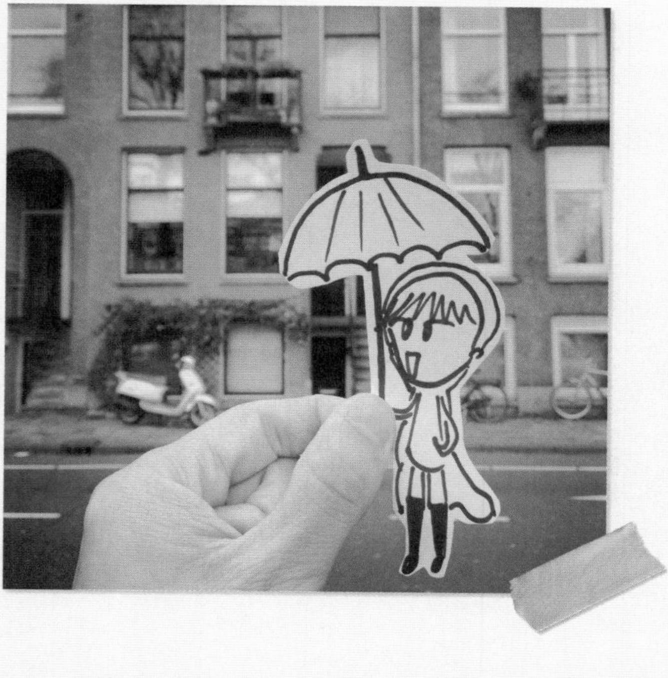

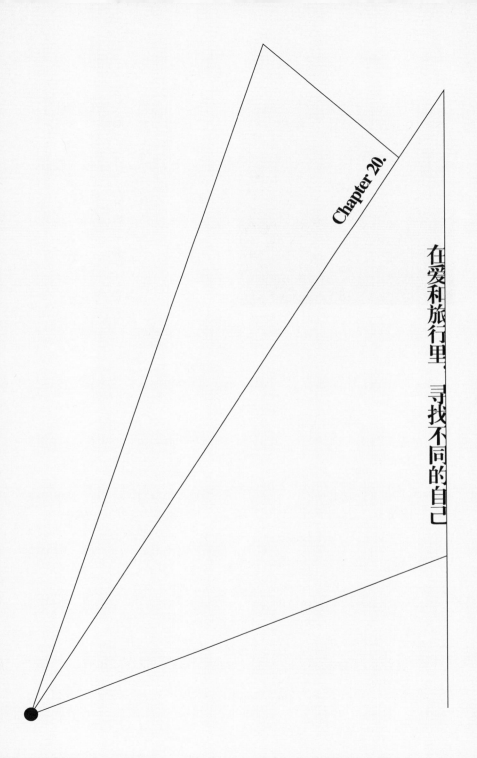

Chapter 20.

在爱和旅行里，寻找不同的自己

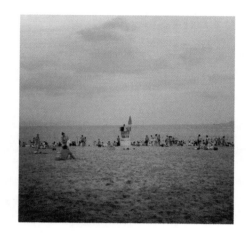

所有人都在讲旅行，但最终的落实，也就是如过客一般留下影像。每一个我们认为陌生的远方，其实都是别人再熟悉不过的地方罢了。城市与城市、目的地与目的地相对无异，旅行的底里，应该是一个找寻不同的自己的过程。

爱情也是。

　　网上有个很火的段子，说人生需要两次冲动，一次说走就走的旅行和一次奋不顾身的爱情。后来被刺猬小姐改了哏，说人生需要两次觉悟，说走就走你得有钱，奋不顾身你首先不能长得丑。

　　这位刺猬小姐虽然刀子嘴匕首心，得饶人处且饶不了人，但老天还是非常公平的，除了让她这辈子成了北京土豪地产商的女儿，还给了她偶像派的姣好外貌。因为嫌娱乐圈这染缸太脏，最后进了文艺圈，写都市情感小说，被几个小粉丝封号：森林系女神。

　　当时同为森林系作家的我们，有幸在一次聚会上认识，她见我第一面就说："你这种长得奶气的小男孩最合适在北京混，因为现在北漂的男男女女，十个有九个都是属狐狸的，剩下的那个稀有品种，大家都争着爱。"

那晚聚会结束后，我看见刺猬小姐钻进一辆叫不出型号的奔驰跑车，专人专车接送，跟电视里演的一样。我当时就说这个女子肯定是个传奇，果不其然，据说第二天她给她爸发了条短信就"离家出走"了。

刺猬小姐在网上跟一个台湾垦丁的女孩交换了一次旅行。

两人承诺两周时间内，互相睡在对方的家里，不用见面签任何协议，全靠自觉。刺猬小姐没带昂贵的护肤品，衣服准备几件基本款，背上个双肩包就去了，颇有点儿交换人生的决心。

垦丁的夏天很热，空气里都有股烧焦的味道，她交换的住处是垦丁大街的民宿，条件不算太好，但出门就是海，一群赤膊的冲浪少年让她激昂的荷尔蒙欣然接受了这里的一切。早餐自己做果酱面包，白天租辆机车去南湾玩水踩沙滩，晚上就去当地有名的海产店吃海鲜，没有因为是千金小姐有半点儿不适。再说，千金总有几多愁，想要的东西伸手就能得到，却永远尝不到过程中的快乐。

当她知道自己的书占据网店的畅销榜时还骄傲过一阵子，但最后从别人嘴里得知，她爸派人买了榜，堆了十几万册的书在仓库，一时间高高在上的成就感瞬间坍塌，毁得只剩一团不知所谓的烟云。随后而来的蝴蝶效应更可怕，她

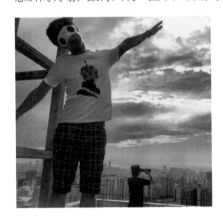
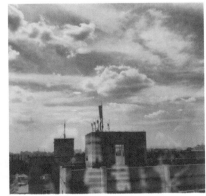

发现原来自己的微博粉丝大部分都是僵尸粉，转发评论都是她爸找营销公司操作的，那些蜂拥而至的赞美书评，也全是几万块一条的高价段子手作品，她开始怀疑自己根本就不会写作，一切不过是她爸营造的自以为良好的象牙塔而已。

刺猬小姐能带着一身刺像女王一样生活的最大原因，不是有钱，而是有一颗强大的自尊心，所以即使你拿鞭子抽她、开车撞她，都别伤害她的自尊，因为那也是她唯一仅存的东西了。

在民宿住的第三天，上天给她开了个小玩笑。

当天的情形是这样：刺猬小姐在卫生间洗澡，把洗面奶忘在洗手台上了，于是一身湿淋淋地去拿，就在此刻，一个裸男也正好扭开卫生间的门。一般这种情况，女生是该尖叫的，但是刺猬小姐没有，因为那个裸男叫得太放浪形骸了，以至于把刺猬小姐吓得左脚一滑，直接呈人字形跪倒在地。她捂着膝盖，冷静

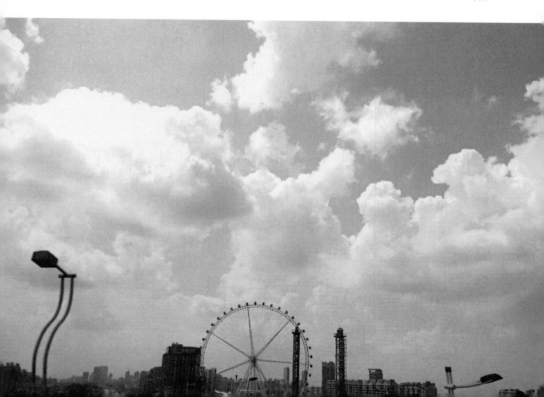

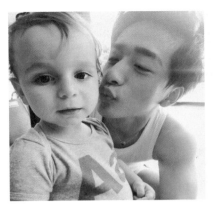 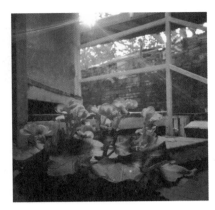

地拿浴巾裹住身子，然后默默地说："别叫了，我都看见你的扁桃体了。"

当时那个男的脸都绿了，因为介意她首先看到的不是他的身体或者下体。

这个奇葩男说自己是这家民宿女生的弟弟，台北大学的研究生，放假前知道他姐去了北京，于是打算暂住她家，没想到撞见了更奇葩的不速之客。刺猬小姐以膝盖受伤为由偏不放奇葩男走，于是两人同住一个屋檐下，莫名其妙成了互看两相厌的室友。刺猬小姐把他视作菲佣，早、中、晚三餐全包，闲下来的时候得跟她聊天，冲浪的时候必须带上她（目的是为了看肉体）。奇葩男一旦殊死反抗，刺猬小姐就不动声色地一条一条撕开膝盖上绑纱布的胶带作为威胁，最后奇葩男也只能臣服于她的淫威之下。

刺猬小姐在北京有一个男朋友。

门当户对，高官的儿子，身高一米八，长得像李敏镐，两年前《城市猎人》流行那会儿，路上的女生看见他都会尖叫。所有人都以为男友是刺猬小姐的李润成，身手矫健，man 到爆表，但其实，他只是一个空有一副还算直男的外表，心里却住着一个四五十岁妈妈桑的事儿逼。在第二十次因为洗澡把卫生间地板弄湿被对方埋怨后，刺猬小姐直接收拾行李搬走了。隔天她气冲冲地发了条微博："女人洗澡的时候，装了浴帘但洗澡水仍溅一地，首先应该找浴帘的问题，

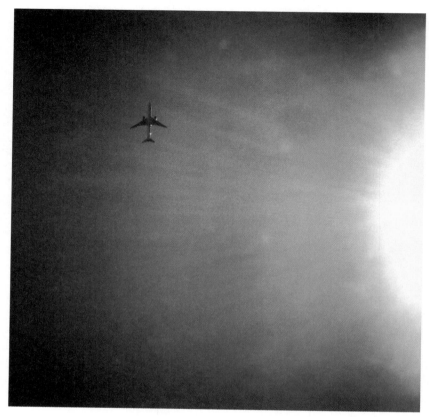

而不是女人，处女座就是被你们这些伪 GAY（同性恋）黑的！"，然后联系了十几家草根大号转发并且 @ 了男友，于是这条微博成了热门，男友成了众矢之的，红翻天。

其实他们这样的相处方式从确定关系后已经维持很长时间了，男友是真心喜欢刺猬小姐的，就算每次被扎成筛子，也无怨无悔地继续爱着她。男友做事有条不紊，习惯未雨绸缪，但刺猬小姐不行，全靠直觉和冲动，她觉得有时糊涂盲目是好事，想得太清楚反而容易迷路。久而久之，两人一冰一火的关系让刺猬小姐全然没有安全感，爱情也就变成可有可无的装饰品。

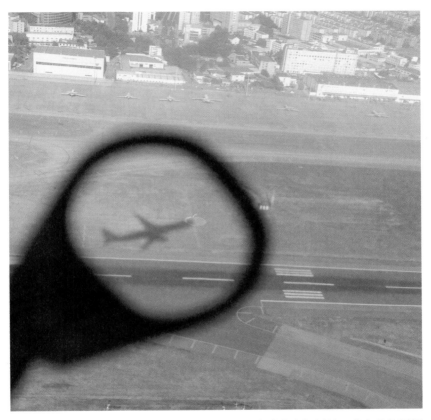

　　跟奇葩男捆绑相处的这几天，刺猬小姐从未感觉这般轻松。半个月的时间快到了，临行前他们到恒春镇吃烧烤，不知从哪句玩笑话开始，竟然争执起谁的酒量更好，于是直接清空桌面上的酒，刺猬小姐把北京的各种划拳游戏教给奇葩男，一人一瓶地干。最后刺猬小姐喝蒙了，抱着奇葩男一顿狂哭，惹来周遭路人各种白眼议论，奇葩男架不住面子就威胁她："你再哭我就亲你了！"结果刺猬小姐直接把嘴凑了上去，蹭得奇葩男一脸鼻涕眼泪。

　　以前男友吻刺猬小姐的时候，都是轻柔的，像是一片树叶落在她嘴上，刺猬小姐问他："你就不能带点儿感情亲我吗？"男友一脸错愕和委屈，被她浇熄了兴趣转过身侧卧而睡。刺猬小姐压抑了无名火，愣在一边摸了摸嘴唇，她要的亲吻，不是例行公事；她要的爱，不是有一个人承受她身上的刺，而是帮她拔掉心里的刺。

可能因为海鲜加上酒精刺激的缘故，第二天一早准备去机场时，当初受伤的膝盖关节肿成了桃子，奇葩男不在屋里，刺猬小姐便跛着脚匆忙收拾了行李，拎着行李箱到门口，看见上面贴着一张字条，没错，是奇葩男留的。谁知刺猬小姐看完气得一脚踹在门上，撞疼了膝盖，她咬咬牙，然后弓着身子，哭了起来。

"那天她还是去办了登机手续的。"

刺猬小姐的故事朋友就给我讲到这里。我只见过刺猬小姐一次，后来她再也没有出现在我们的作家聚会里，有人说她跟北京的男友结婚了，也有人说她根本还留在台湾。我更愿意相信后者，因为如果她留下了，至少就有了人生最重要的那次冲动。

所有人都在讲旅行，但最终的落实，也就是如过客一般留下影像。每一个我们认为陌生的远方，其实都是别人再熟悉不过的地方罢了。城市与城市、目的地与目的地相对无异，旅行的底里，应该是一个找寻不同的自己的过程。

爱情也是。

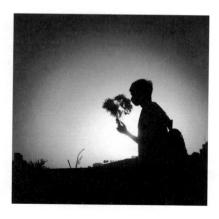

Chapter 20.
End

Chapter 21.

在你的世界里，你是唯一的主角

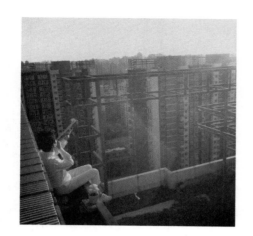

那些揪着你一个问题不放的人，他们不会对你的人生负责，冷眼和嘲笑是他们的权利，你改变不了他们，只能管好自己。

你应该听过很多丑小鸭变天鹅的故事，你身边也一定有几个因为高矮胖瘦的变化，或者是后天靠整形变成另一个人的例子，他们给自己的世界洞开了裂缝，照进来阳光。

美妙小姐说："再不堪的屌丝，也会败在行动和坚持面前。如果你问我努力到底有什么意义，那么变成更好的独一无二的自己，就是全部的意义。"

美妙小姐是我见过最丑的女孩。

倒不是夸张或是不留情面，在中学那个对审美自成一派的大环境下，美妙小姐确实不好看。戴着牙套每天都肿着一张脸，单眼皮也就算了居然还给我下垂眼，皮肤比她邻桌整天打篮球的男生还黑，而且除了校服，每天穿的那些碎花条纹宽松高腰的衣服裤子，全部来源于衣着品位独特到令人发指的——她的外婆。真的不是我故意增添一些可读性才这么污蔑她，而是她真的太让人有外貌描写的冲动了。

印象里，她的初中三年没有太好过，她成为同学嘲讽与挖苦的对象，她的作业本发下来一定有人故意踩上脚印。她身边也有朋友，还都是些漂亮女孩子，因为她们可以乐此不疲地在她身上找到优越感。但好在美妙小姐的性格很好，即便被这么欺辱，她也从不生气，一双事不关己的眼睛，好像灵魂早已超脱到九霄云外去了。

她有个技能是画画，刚好本人不才又是当时的宣传委员，于是把她招进我们宣传组每个月跟我一起画板报。不是出于对弱者的同情，或是在她身上找存在感，而是真正欣赏她的才华。她动作很快，想法也很多，她完全改变了我已经程式化的板报模式，用几根粉笔就弄出了如同商业海报的效果，而且她字写得很好看，唰唰地十分钟搞定，赏心悦目。

第一次靠板报拿了学校的一等奖，组织请我们吃了顿大餐。那晚还有其他年级的宣传小组，可能是拿了冠军的兴奋劲儿太旺盛，为了缓解尴尬，我几次都拿美妙小姐的外貌开涮，虽然整个晚上她都没说几句话，我也没注意她的脸色，但我知道，她一定不会生气的。

这个故事的高潮是从美妙小姐喜欢上一个高二的学长开始的。

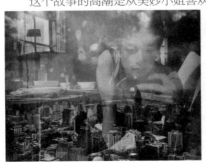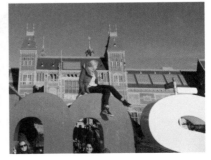

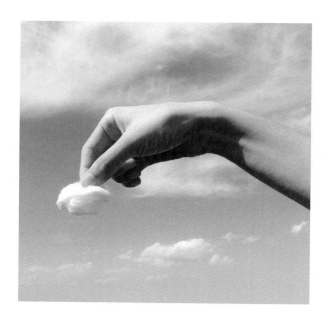

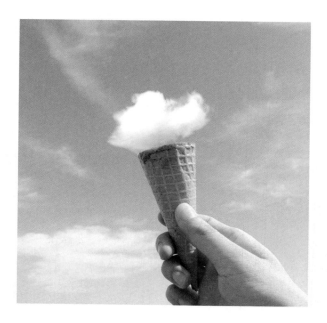

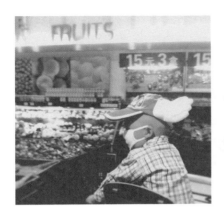
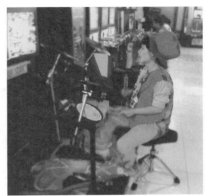

　　说是在篮球场上看见的，一下就敲中她情窦初开的神经，突然感觉有了软肋，每天病恹恹的样子，活脱儿一个现代版林黛玉，哦不，现代版丫鬟。因为对自己外表没自信，她连从他身边经过都不敢，只能每次借着下课去开水房打水的由头，悄悄路过他们班远远地看一眼。她还会趁他们班上没人的时候偷偷塞礼物到他课桌里，放学跟踪他送他回家，收集他球队每天的训练表好第一时间去球场上看他打比赛。

　　实在受不了她这样卑微的暗恋方式，我开启了二十四小时激将模式鼓励她去表白。

　　后来她真的去了，表白信还是我写的，她把那封信塞到他手里就跑开了，但结果，其实谁都能料到。

　　我记得那晚我陪她逃掉了晚自习，买了一袋子的啤酒，坐在超市门前痛饮。

　　她带着酒气嘤嘤地哭，她说："你知道你多过分吗，那晚跟别班的宣传组聚餐，你说我长得太暴力，警察都可以告我袭警，你哪儿冒出来那么多缺德的形容词啊，就像你那封表白信上说的，'上帝给我关了一扇门，但为我打开了别的窗，所以才让我遇见你'，上帝都把门给我关了，我的长相有这么严重吗？"

　　我在一旁哭笑不得。

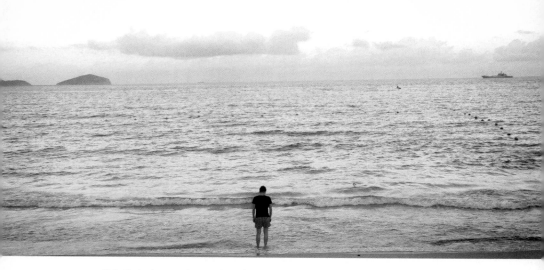

后来这个晚上，成了现在我俩每每回忆过去时最重要的线索。

我招呼在餐厅门口找我的美妙小姐，一入座她就把一个包装袋放在餐桌上，看样子，我又有免费精油拿了。

大学毕业，她跟几个客服妹子硬生生把一家精油淘宝店的销售数字在一个季度翻了五倍，于是牵头带团队在北京、天津开起了实体店，从一个小客服晋升成华北区的销售总监，这种不是一般人能干出的事她用 365 天就全数搞定了。

当然你没有猜错，她变成天鹅了。没有靠任何科技的改造，单眼皮还是那个单眼皮，黑也依然那么黑，形象上的改变也最多就是取掉了牙套显得脸小了很多，但是气质已然超脱成另一个人。

或许是那封石沉大海的表白信使然，或许是尘封在心底被嘲讽的不甘，让美妙小姐在其他人的视线盲区长成让自己骄傲的人。她从不孤僻冷傲，她很清楚自己是谁，清楚自己身上的富有和贫乏。她在大学自学电商，加入了三个社团，每天强迫自己做一件不敢做的事，比如参加漫画比赛、上台演讲、吃讨厌的香菜、坐跳楼机。她坦然接受先天在外貌上的软肋与性格的愚钝，努力用其他长处与这个世界相处。

与心里那个满身缺点的自己对话，温柔地用"她"来看清自己的美好，美妙小姐变成了一个闪着光的人。这就是为什么有些人，你说不出她哪里漂亮，但就是打心底里喜欢她，羡慕她，觉得她身上有满满的能量。而有一些人，即使拥有再美的皮囊，也是过目就忘，难以靠近。

曾经或者此刻，你一定也有像美妙小姐这样的软肋，因此才会时常为这个软肋寻找存在感，去说服自己很多事都做不到。唯一的解决办法就是接受它，不要妄自菲薄，更不要一心想着去改变它，而是要换个角度，从别的方面来填补它，用自己的铠甲来保护它。

那些揪着你一个问题不放的人，他们不会对你的人生负责，冷眼和嘲笑是他们的权利，你改变不了他们，只能管好自己。

每次聊到从前的美妙小姐，我俩都要陷入没来由的哄笑中。看着她不顾形象大笑的样子，竟然觉得她比那些杂志上的女明星还要漂亮。

经过时间的洗礼，你会发现，真正的美不是精致的妆容，不是高挺的鼻梁、尖尖的下巴，不是一件得体的西装或昂贵的裙子，而是有了一个专属于你个人的标志，它可能是身上的气味、说话时的眼神，它在宣告，在你的世界里，你是唯一的主角。

故事还没讲完，还记得美妙小姐初中追过的那个学长吗，现在正开着车从北四环赶来接他的女朋友，他的女朋友，就坐在我对面。

生活本身就比电视剧来得精彩，那些曾经失却的回应在平行时空已经给了肯定的答案，你想要的东西，缓慢出现但终将到来。

读完这个故事的你，就算我们从未见面，我相信此刻，你正在变得更好的路上，你一定是个可爱的人。

世事无常，唯愿你好。

Chapter 21.
End

Illustration · 插画 水果

其实一直陪着你的，是那个了不起的自己。

我想去未来找你，
用走的，来不及……

给自己99次勇气
与1次说走就走的决心！

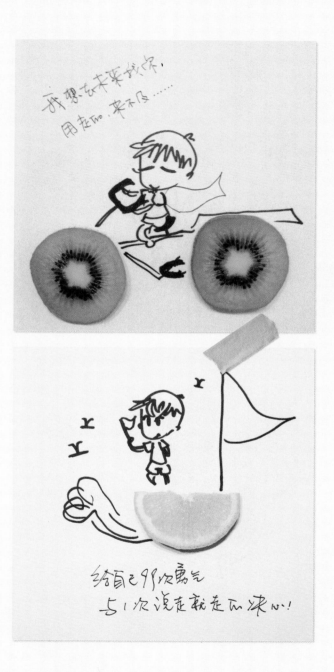

朋友就是今天的太阳，
雨天的雨伞……

再大的鸭梨(压力)
扛过之后，
也就不是什么
事了……

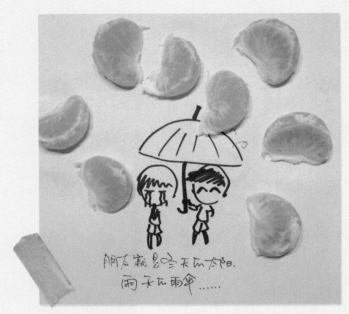

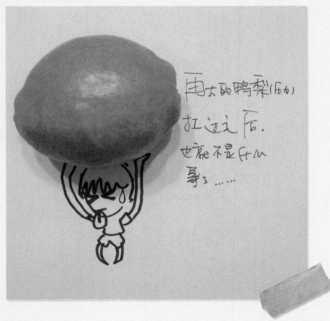

其实你比想象
中的自己
还要强大！

人生海海.
总会有一盏灯
为你亮着……

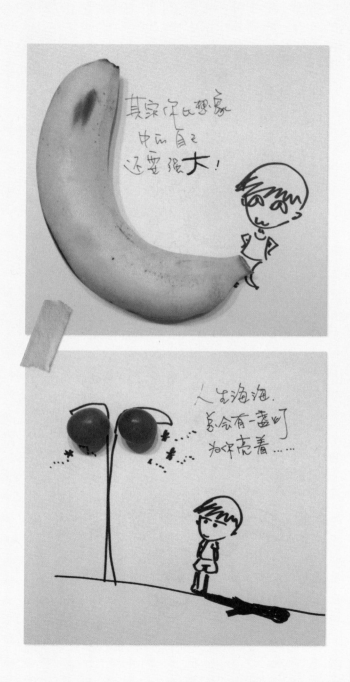

勇敢飞翔
是我的信仰！

愿你能在这颗星球
上，找到那个人
……

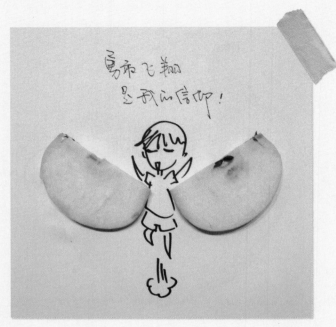

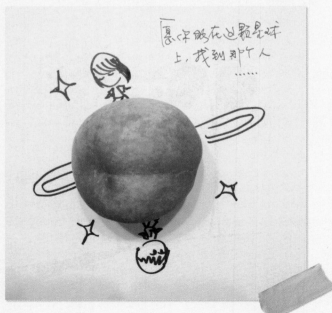

每当遇到阴雨天，
就努力做自己的小太阳！

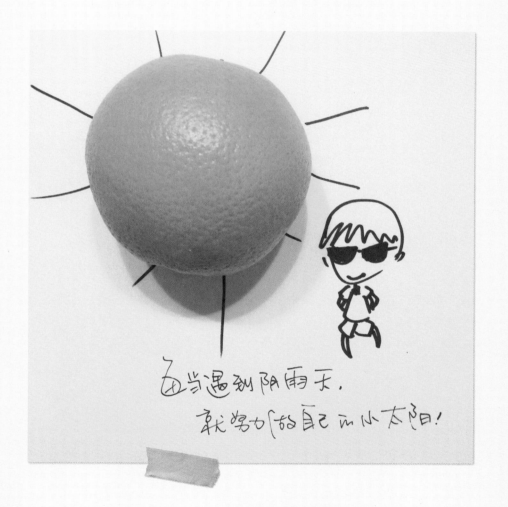

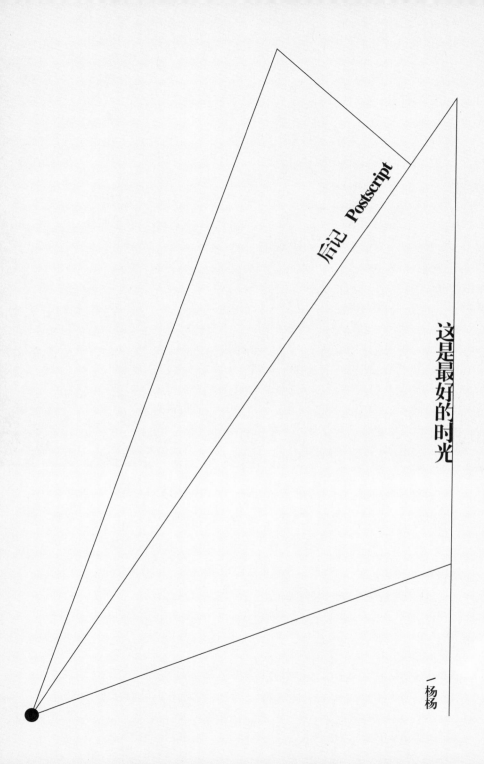

后记 Postscript

这是最好的时光

——杨杨

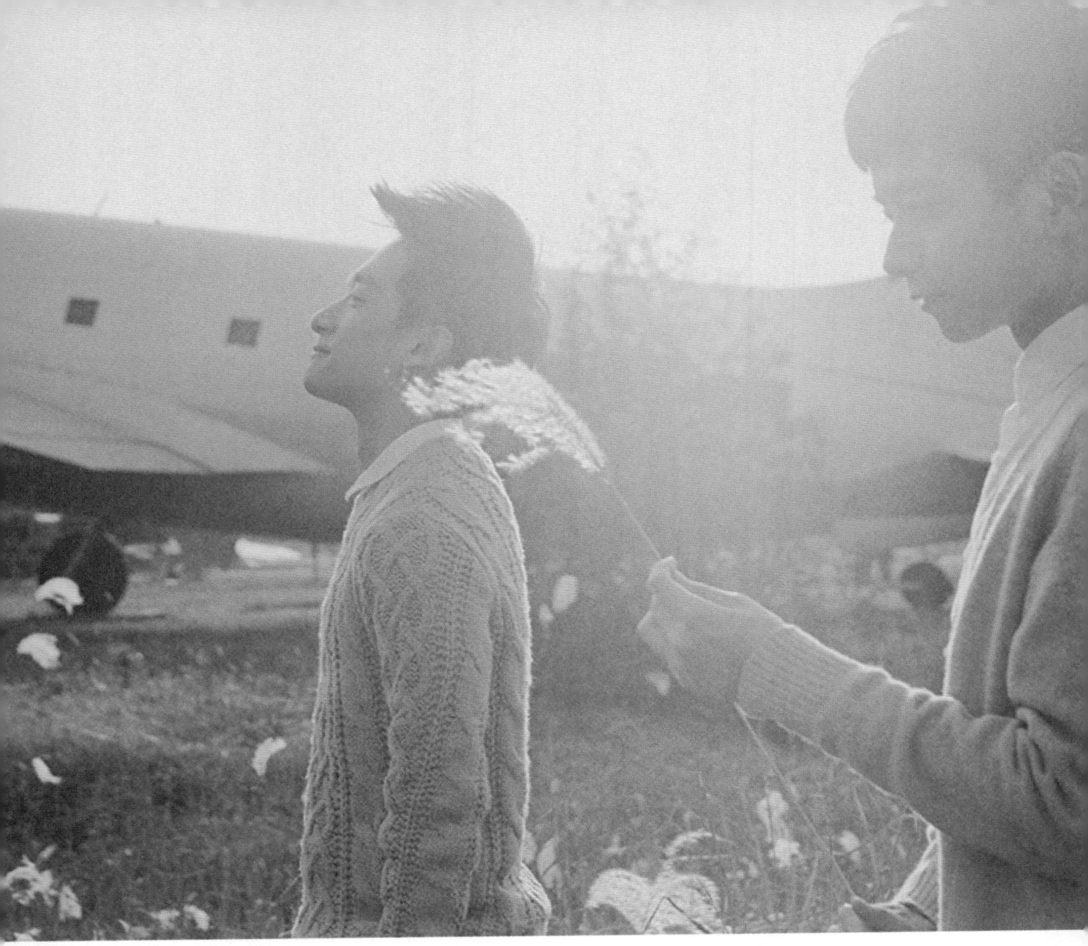

感谢你终于把这本书翻到了最后一篇，不管它占据了你大半个月的时间，还是只是几个睡不着的夜晚或蹲马桶的早晨，都要谢谢你看完我和张皓宸的这本书。我也不知道为什么要安排我来写这篇“后记”，按成语“抛砖引玉”的逻辑来讲，通常“砖”不是应该抛在最开头的吗？好吧，反正都被搁在这儿了，我会尽我所能让它变成一块好看的砖。

说到好看，皓宸绝对是这本书的好看担当。他画的插画，他写的字，他故事里的那些先生、小姐都很好看。当然还有他本人也是够好看的，即便在他发福的中学阶段，体重到达一百五十斤的巅峰状态时，也起码是个可爱的胖子。所以当我第一次看到他中学时的旧照片，一边赶紧掏出手机翻拍存档，一边也深深地好奇，那些年他是怎么一路胖过来的。

确实，皓宸的青春史就像一部台湾的偶像剧，在那部叫"谁的青春不发胖"的成长剧本里，他经常被嫌弃，偶尔被欺负，然后一直被孤立。好在皓宸发扬了胖人天生乐观、豁达的心态，把那些被孤立的时间用来跟自己相处，学画、写字，始终相信不管别人怎么不待见你，你唯有先爱自己才能变得更好。

通常两个人能成为朋友，要么是因为彼此互补，要么就是因为两人有太多相似之处，而我和皓宸在这件事上属于后者。基本上我也是个生性乐观、适应能力超强、很愿意自己跟自己玩的人。从杭州到北京的时候，银行卡里存款还不到 4000 块，打拼了两年突然遇上节目停播，设想中的未来变得不知去向，凭空多出了许多时间，就每天去健身房、宅家里看书。直到后来跟 MTV 台签约，再回头去看那段跟自己独处的时间，那些无意的"打发"都成了有意的"努力"。

去年到荷兰阿姆斯特丹参加欧洲音乐大奖，在那个空气湿软、时晴时雨的城市，好像每个人都比我们更加懂得如何善待自己。四天三夜的行程中，有位叫诺兰的司机全程为我和我的同事们当向导，年近六旬的他即便做着别人眼中很重复无趣的接送客人的工作，却每天西装笔挺，热情地为我们介绍当地的美景。忙的时候可能一天只睡六小时，却一路吹着口哨、哼着当地不知名的小调，精力充沛得好像一个五十多岁的 Justin Bieber（贾斯汀·比伯）。

有次闲暇时，我向诺兰讨教如何保持愉快的工作心情，他说："当你每天有大部分的时间都在工作，如果这段时间里都不快乐的话，那你的这一天也就是不快乐的。"其实，真正善待自己的方法不是偷懒、不是耍小聪明，而是热爱你正在做的事，享受时间里的每一刻。

我一直都相信，人在最低潮时所做的事往往会给他带来最大的转机。有一部电影叫《伊丽莎白镇》，我看了六遍，奥兰多饰演的男主角在经历了公司破产、女友背叛、父亲去世的三重打击下，打算回老家处理完父亲安葬的手续后自杀。

但就在这趟回老家的航班上，他邂逅了为这困顿生活带来一丝喘息的空姐，她帮助他在这意外的旅途中找到了生活的意义。

就好像皓宸被孤立的青春期还有我那短暂的失业，每个人的生活里总免不了会有这样或者那样的低潮期。所谓的困难和考验，它的轻重大小其实不在困难本身，而在于你如何接纳和应对它。那丝低潮中的喘息，可能是面对孤立时的坚持，可能是迷茫里的独处，也可能是面对工作时嘴角自在的一声口哨。

在给这本书起名字的最开始，我们本打算用"愿你成为最好的自己"，假若这本书是你找回自己的航班的话，我们希望你也能在合上书本时，在旅程的最后找到生活的动力，成为最好的自己。但后来我们发现，"最好的自己"并不是将来时，也不是一个祝愿，它是你本该对自己的认知，是你善待自我的每一刻的感受，是你内心充满爱与喜悦的完成时。你是谁，在这点上，你比我们更清楚。

这是最好的时光，你是最好的自己。

Postscript.
End

本书前言及后记图片摄影师为 @ 摄影师暴暴蓝；

本书其余图片创意及摄影师为 @Young 杨杨，且均为手机拍摄；

本书除后记外所有文字内容作者为 @ 张皓宸；

本书整体装帧设计师为 @ 车球同学。

欢迎关注他们的微博。

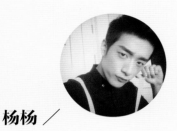

杨杨 ╱

手机摄影爱好者，驻点 MTV 中文频道，从一个看《天籁村》长大的少年，成功转型为《天籁村》的主持人。
"未来，别拦我在世界各地溜达。"
立志做最有创意的正能量大暖男，和这星球上最会用手机拍照的主持人。

微博 ID：@Young 杨杨

微信号：mtvyoungyoung

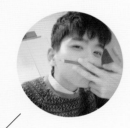

张皓宸 ╱

写故事的人，没想到靠着自己学前班水平的简笔画，成了半个画画的。
最近因为发了几张自拍照，被夸手好看，于是得意忘形中。
未来可能会经常发自拍照臭嘚瑟，勿怪。
一直相信懂得爱自己，才知道如何爱别人。

微博 ID：@ 张皓宸

微信号：zhanghaochen888

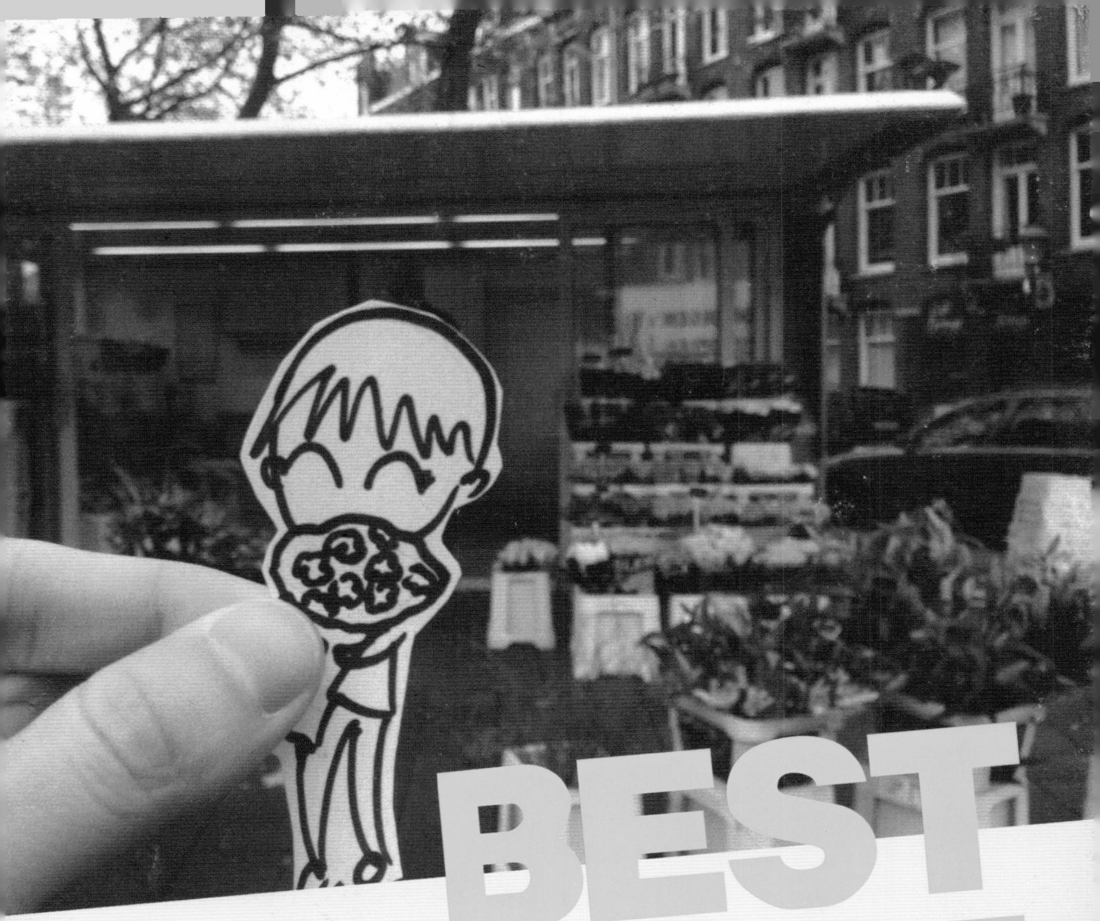

BEST
你是最好的自己

微博最励志图文搭档 / 联合打造

杨杨 & 张皓宸

给所有年轻人信心的故事
超人气手机摄影&创意插画
正能量的青春
不畏惧的未来
你也可以拥有

在微博 ……000人力量。
在「一个」App ……000人收藏。
在人人网 ……0,000名读者。

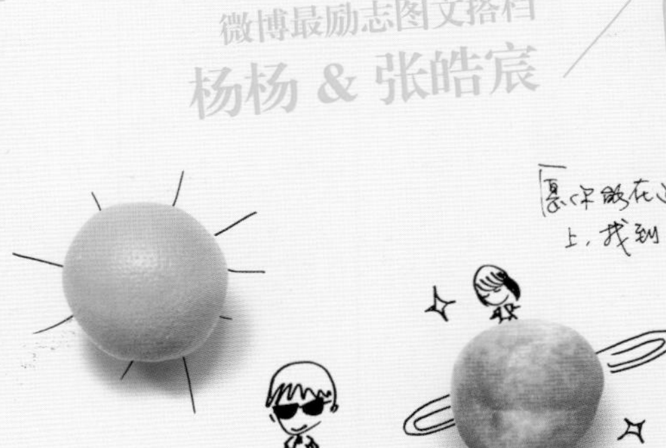

愿你能在这颗星球上，找到那个人
每当遇到阴雨天
就努力做自己的小太阳

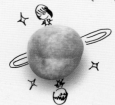

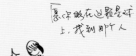

CS 湖南文艺出版社 HUNAN LITERATURE AND ART PUBLISHING HOUSE
博集天卷 CS-BOOKY